● 老年大学试用教材 ●

按摩疗法
ANMO LIAOFA

| 福州市老年大学教材编委会 | 编

U0214676

海峡出版发行集团 福建科学技术出版社

图书在版编目（CIP）数据

按摩疗法 / 福州市老年大学教材编委会编. —福州：福建科学技术出版社，2023.12

ISBN 978-7-5335-7178-8

Ⅰ.①按… Ⅱ.①福… Ⅲ.①按摩疗法(中医) Ⅳ.①R244.1

中国国家版本馆CIP数据核字（2023）第249260号

书　　名	按摩疗法	
编　　者	福州市老年大学教材编委会	
出版发行	福建科学技术出版社	
社　　址	福州市东水路76号（邮编350001）	
网　　址	www.fjstp.com	
经　　销	福建新华发行（集团）有限责任公司	
印　　刷	福建新华联合印务集团有限公司	
开　　本	787毫米×1092毫米　1/16	
印　　张	12.25	
字　　数	150千字	
版　　次	2023年12月第1版	
印　　次	2023年12月第1次印刷	
书　　号	ISBN 978-7-5335-7178-8	
定　　价	88.00元	

书中如有印装质量问题，可直接向本社调换

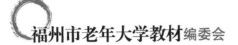

福州市老年大学教材编委会

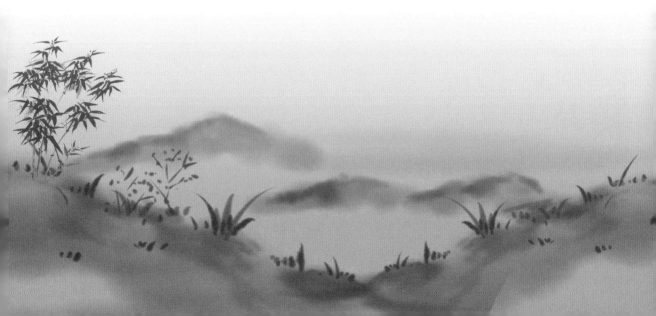

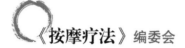

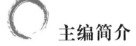

主编简介

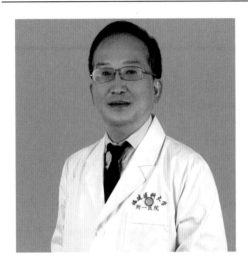

陈金雄：主任医师、副教授，闽江科学传播学者，兼任福建省科普作家协会中医药科普专业委员会主任委员、中国中西医结合学会神经科专业委员会委员、中华中医药学会脑病分会委员、福建省中医药学会脑病分会常务副主任委员、福建省中西医结合学会神经病学分会副主任委员、福建省中医药学会第六届理事会理事、福建省针灸学会脑病医学分会副主任委员、福建省科普作家协会常务理事、福建省医师协

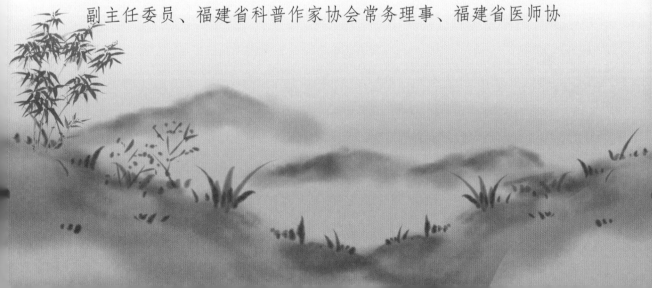

会中西医结合医师分会常务委员、福州市中西医结合学会常务理事。

其从事中医药临床、科研、教学工作30余年，学术严谨，善于把中医理论与现代医学相结合，融会创新，对神经系统疾病、脑血管疾病等的诊断与治疗有丰富的临床经验。近年来共在国家级、省级专业刊物上发表论文30余篇，主编2004年中医执业医师、中西医结合执业医师系列参考书籍，参编《实用中西医结合神经病学》《新型冠状病毒肺炎诊治及医护人员防护》等多部学术专著，主持及参与科技部、福建省卫生健康委员会中医药科研项目10余项。

其长期致力于老年医学科普教育，善于把临床经验融入教学中，教学通俗易懂，本着医者仁心，将自己所学医学知识倾囊相授，深受老年朋友的喜爱。其曾多次荣获福州市老年大学"优秀教师""十佳教师"称号，主讲的"按摩与保健——按摩基础课程"视频课程被评为第五届全国老年远程教育特色视频课程，并荣获福建省老年远程教育优秀课件一等奖。福建省公共频道、福州市电视台曾对其相关事迹进行报道。

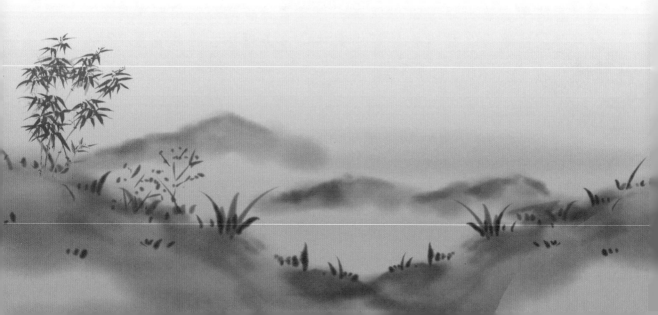

前言

　　按摩疗法也称推拿疗法，是一种非药物疗法，从古至今，始终发挥着独有的魅力。随着医学模式及疾病谱的改变，人们治疗及预防疾病越来越倾向于使用自然疗法及非药物疗法，按摩疗法正以其独特的疗效及治未病的优势，被世界各国人民所接受和喜爱。

　　改革开放 40 余年来，我国的经济环境、科学技术及人们的生活方式都发生了天翻地覆的变化，环境、医疗、生活条件不断改善，人们的寿命进一步延长。根据国家卫生健康委员会、全国老龄工作委员会办公室发布的《2021 年度国家老龄事业发展公报》显示，截至 2021 年末，我国 60 周岁及以上老年人口为 26736 万人，占总人口的 18.9%；65 周岁及以上老年人口为 20056 万人，占总人口的 14.2%。因此，老年人的健康应得到进一步关注。

　　习近平总书记指出"没有全民健康，就没有全面小康"。党的十八届五中全会作出"推进健康中国建设"的战略决策。2016 年 10 月 25 日，中共中央、国务院发布了《"健康中国 2030"规划纲要》，明确将"全民健康"作为"建设健康中国的根本目的"。老年朋友对身体健康有迫切的追求，这也是全面建成小康社会的重要内涵。如果有一本简易的按摩教材来指导老年朋友自我保健，减轻疾病带来的痛苦，更好地安度晚年，相信这是广大老年朋友的渴望和追求。为了满足这一愿望，闽江科学传播学者、福建医科大学附属第一医院陈金雄教授主编的老年大学教材《按摩疗法》应运而生，该教材将为提高老年朋友的身体健康水平提供支持。

本教材是在陈金雄教授开设"按摩疗法"授课讲稿的基础上，召集多位从事中医、按摩、针灸教学的专家，组成编撰小组，重新编撰，删繁就简，经过多次开会研讨，集思广益，编撰而成。本教材配有一百多幅精美插图，力求图文并茂、通俗易懂、深入浅出、重在实用。相信此书能成为老年朋友守护健康的无言之师。

对老年朋友而言，孙辈是他们的"心头肉"。由此，本教材新增了小儿按摩部分，老年朋友可以通过给孙辈按摩，增加亲情交流，培养与下一代的感情，促进家庭和谐，这是本教材的亮点之一。

本教材紧跟时代的发展，结合现代互联网、微信等工具，在一些重要操作步骤后附有二维码，读者可通过微信扫码观看，使静态的教材活起来，这是本教材的另一亮点。

需提醒老年朋友注意的是，发生疾病还是要前往正规医院进行检查与治疗，本书内容仅可用于老年朋友的日常自我保健或在医师指导下对疾病进行辅助治疗。

"但愿众生得离苦"是我们编撰此教材的初衷，也是愿望。每个人都是自己健康的第一责任人，老年朋友对自己的健康负责任，就是造福子孙，也是为社会的和谐安定做贡献。希望本教材能够给老年朋友的健康带来帮助，给老年朋友的生活带来春天般的温暖。

目录
CONTENTS

第一部分　基础篇

第一章　按摩疗法发展简史 ……………………………… 2
第二章　按摩疗法 ………………………………………… 7
　　第一节　按摩疗法概论 …………………………… 7
　　第二节　按摩手法 ………………………………… 9
第三章　经络与腧穴 ……………………………………… 27
　　第一节　经络腧穴概论 …………………………… 27
　　第二节　腧穴 ……………………………………… 30
　　第三节　常用腧穴 ………………………………… 38

第二部分　治疗篇

第一章　常见病按摩疗法 ………………………………… 92
　　落枕 ………………………………………………… 93
　　颈椎病 ……………………………………………… 94
　　肩关节周围炎 ……………………………………… 96
　　腱鞘炎 ……………………………………………… 98
　　腰腿痛 ……………………………………………… 99

退行性膝关节炎 ·· 102

踝关节扭伤 ·· 104

足跟痛 ·· 106

胃脘痛 ·· 108

泄泻 ·· 110

便秘 ·· 113

呃逆 ·· 115

感冒 ·· 116

咳嗽 ·· 119

头痛 ·· 121

失眠 ·· 125

高血压 ·· 126

糖尿病 ·· 128

第二章　小儿按摩 ······································· 130

第一节　小儿按摩学概述 ································ 130

第二节　小儿按摩常用穴 ································ 133

第三节　小儿常见病按摩治疗 ···························· 153

慢性鼻炎 ……………………………………… 153

腺样体肥大 …………………………………… 155

咳嗽 …………………………………………… 157

泄泻 …………………………………………… 159

便秘 …………………………………………… 161

厌食 …………………………………………… 163

第四节　现代小儿常见病就医指导 …………… 165

附篇

第一篇　常用自我保健按摩方法 ……………… 170

第二篇　《巢氏病源》强颈健骨法 ……………… 176

第三篇　他人保健按摩 ………………………… 178

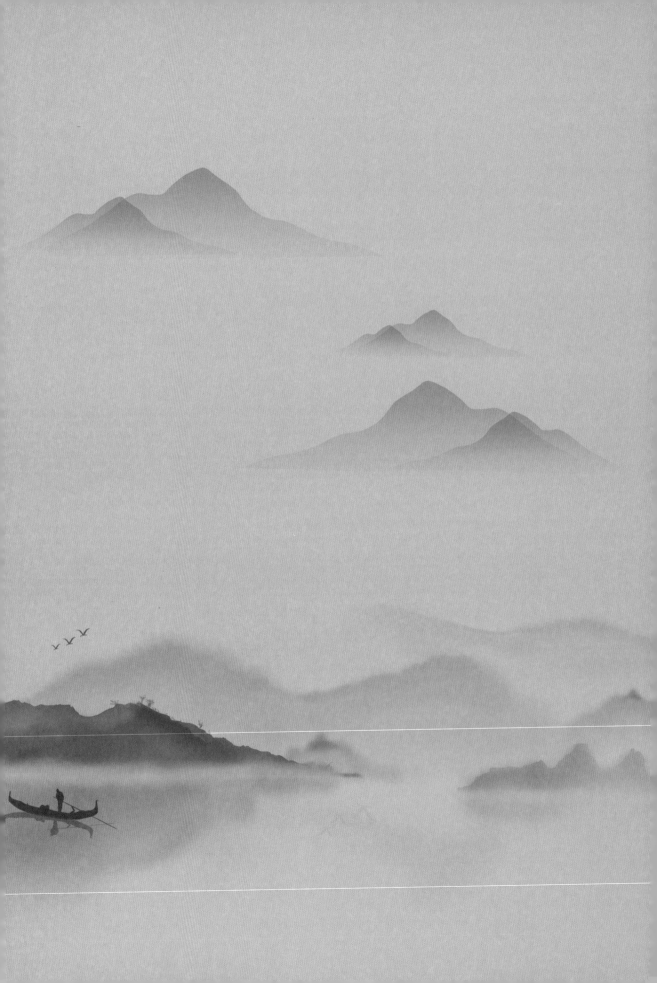

第一部分

基础篇

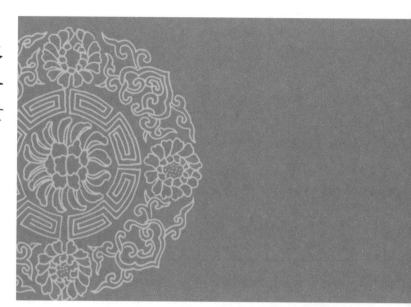

第一章
按摩疗法发展简史

【内容摘要】

按摩疗法在我国已有很悠久的历史，我国最早运用按摩疗法的时代可追溯到原始社会，我们的祖先经过长期的实践及总结形成了最古老的按摩疗法。作为一门技能，按摩疗法从最早起源到最初发展、发展期、成熟期、关键期，直到今天的复苏与繁荣，已成为人们养生的重要手段之一，并仍在不断发展中。

扫一扫◎学课程

【学习目标】

（1）熟悉不同时期的按摩疗法发展概况。

（2）了解历代常见的按摩疗法专著。

一、按摩疗法的最早起源

按摩疗法在我国已经有很悠久的历史，我国最早运用按摩疗法的时代可追溯到原始社会。我们的祖先在生活和劳动中，身体常会因受到外伤而出现疼痛，祖先们很自然地用手或木棒按摩或轻叩受伤部位，从而达到消肿止痛的效果。

在这种经验的积累下，祖先们把本能性的抚摸或按摩演变成了系统的治疗和养生方法。

二、按摩疗法的最初发展

按摩疗法最初在商代有文字记载。证据可从商代殷墟出土的甲骨文中找到。在甲骨文卜辞中有"拊"字的记载，《说文解字》注曰："拊，揗也"，"揗，摩也"。甲骨文中还记载了按摩疗法的形式、准备工作及按摩师的名字。司马迁在《史记·扁鹊仓公列传》中记载曰："上古之时，医有俞跗，治病不以汤药……而以挢引、案扤、毒熨等法。"这些记载中的"案扤""挢引"指的都是按摩疗法。

三、按摩疗法的发展期

按摩疗法正式成为我国医学的一部分并在医疗活动和养生保健中得到运用是在春秋时期。我国最早的医学巨著《黄帝内经》记载有按摩疗法。在《素问》《灵枢》中的多篇有对按摩疗法的论述。该书记载了按摩疗法的起源、作用及适应证，同时对具体的按摩手法也有详细的记载。如《素问·血气形志篇》说："形数惊恐，经络不通，病生于不仁，治之以按摩、醪药"，指出人体经络不通、气血不畅时，机体就会出现病痛，在治疗上可以运用按摩手法以疏通经络气血，达到治疗的目的。《黄帝内经》中曾有按摩工具的记载。《灵枢·九针十二原第一》中记载："员针者，针如卵形，揩摩分间，不得伤肌肉，以泻分气。"这里的"员针"，是九针之一，可作按摩之用，既可疏泄分肉之间的气血，又不损伤肌肉。按摩治疗疾病的案例在《周礼注疏》中也有记载，该书记载了扁鹊治虢太子尸厥时，使子明炊汤，子仪脉神，子游按摩，说明了按摩疗法在春秋战国及秦汉时期，已成为中医治病的重要手段。至于按摩疗法用于养生的记载可见于《庄子》《老子》《荀子》《墨子》等著作。这些著作中对按摩养生有系统的介绍，也为后人的按摩养生提供了基础。

四、按摩疗法的成熟期

随着人们对按摩运用和认识程度的提高，按摩医疗和养生进入快速发展及理论成熟时期，该时期主要从隋唐至宋元。主要表现在医疗机构设置按摩科，并建立了按摩医政。在《隋书·五官志》《旧唐书·职官志》中有对按摩博士、保健按摩师、按摩工、按摩生等岗位的记载，并对按摩疗法的医疗流程有严格的规定。关于按摩的相关书籍也相继问世，如该时期的《按摩导引经十卷》为按摩疗法的专门著作，还有隋代的《诸病源候论》《千金要方》中均有对按摩医疗和养生的论述，并把按摩运用于儿科疾病和小儿养生保健中。在宋、金、元时期，按摩疗法又得到了进一步的发展，这时期的发展主要表现在将按摩疗法运用于妇科催产中。有文献记载，宋代名医庞安时"为人治病，率十愈八九……有民家妇孕将产，七日而子不下，百术无所效……令其家人以汤温其腰腹，自为上下抚摩，孕者觉肠胃微痛，呻吟间生一男子"，这说明当时按摩疗法对处理难产已经积累了一些实践经验。宋代《圣济总录》中明确提出对按摩手法要进行具体分析，而后才能正确认识按摩疗法的作用及其在临床上的应用。金代张从正在《儒门事亲》中还首次论述了按摩疗法具有汗、吐、下三法的作用，对按摩疗法的治疗作用提出了新的见解。

值得一提的是，唐代是我国历史上封建王朝最繁荣昌盛的时期，随着对外经济文化的交流，按摩疗法也陆续传入朝鲜、日本、印度等国。

五、按摩疗法的关键期

按摩疗法的关键时期是明、清、民国时期。

明代，太医院将按摩疗法列为医政十三科之一。随着按摩的进一步发展，许多按摩疗法相关专著相继问世，以小儿按摩方面的专著居多，如中国现存最早的小儿按摩书籍《小儿按摩经》《小儿推拿方脉活婴秘旨全书》《小儿推拿秘诀》等。

清代，"崇儒尊道"的封建礼教占据统治地位，认为按摩"有伤大雅"，属劳力者的"贱技"，系非"奉君之道"，遂使按摩疗法遭到政府的冷落。但由于按摩疗法的效果显著，故在民间仍有发展，特别是小儿按摩比较盛行。这一时期出现了大量的小儿按摩专著，如熊应雄的《小儿推拿广义》、骆如龙的《幼科推拿秘书》、钱怀村的《小儿推拿直录》、张振鋆的《厘正按摩要术》、夏云集的《保赤推拿法》等。随着经验的丰富，按摩疗法在理论方面有了很大的提高，按摩的治疗法则和适应证也有了较为系统和全面的论述。

民国时期，国民政府崇尚西医，余岩岫等在 1929 年提出"废止旧医，以扫除医事卫生之障碍"的方针，国民政府又在 1936 年提出"国医在科学上无根据"，一律不许执业，从而排斥了中医的社会地位，按摩疗法更被视为医家小道。于是，从事按摩行业者寥寥无几。按摩疗法处于只能家传口授的窘地，中医进入了衰退时期。

六、按摩疗法的复苏和繁荣期

从中华人民共和国成立到改革开放以来，按摩疗法作为医疗和养生保健手段进入复苏和繁荣时期，得益于毛泽东、周恩来等老一辈国家领导人的重视和改革开放后人们对健康有了新的认识，按摩医疗和养生保健有了良性生长的土壤。主要表现在各地办起了按摩推拿学校、专科医院，经济发达区域建立起了按摩养生机构，专家学者编写了按摩推拿教材，从而使这门技术获得了新的生命。20世纪70年代末，上海、北京、河南、陕西、山西等地相继恢复兴办按摩学校，一些中医院校增设了针灸推拿系，培养了很多按摩人才。1980年，国内多所大学相继开办盲人按摩大专班和本科班。1990年，中国残疾人联合会成立中国盲人按摩中心对盲人保健按摩和医疗按摩实施了规范化的行业管理。值得注意的是，从改革开放以后，很多大城市相继开办了按摩养生堂、按摩减肥中心，这为按摩养生的发展提供了更为广阔的天地。中华人民共和国第十二届全国人民代表大会常务委员会第二十五次会议于2016年12月25日通过、自2017年7月1日起施行的《中华人民共和国中医药法》明确指出，基层医院应合理配备中医药专业技术人员，运用和推广适宜的中医药技术方法，其中就包括按摩疗法。党的十八大以来，习近平总书记对中医药工作做了一系列重要论述，聚焦"促进中医药传承创新发展"这个时代课题，充分肯定中医药的独特优势和作用，为新时代中医药传承精华，守正创新发展明确了任务、指明了方向。特别是新型冠状病毒感染疫情发生后，2020年6月2日，习近平总书记主持召开专家学者座谈会并发表重要讲话，强调"中西医结合、中西药并用，是这次疫情防控的一大特点，也是中医药传承精华、守正创新的生动实践"。相信借着国家大力推进中医药发展的东风，经过几代人的努力，包括按摩疗法在内的中医药事业将会再次迎来春天，实现老枝发新芽，蓬勃向上发展。

综上可知，按摩疗法在我国具有悠久的历史和可靠的疗效，并在生活节奏越来越快的今天，按摩保健已成为人们养生的重要手段之一，并仍在不断的发展。

【复习思考题】

（1）简述唐宋时期按摩的发展概况。

（2）简述明代小儿按摩著作。

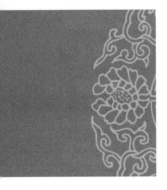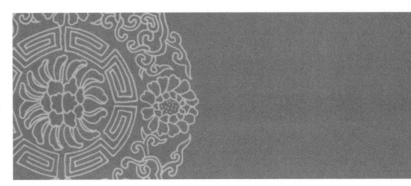

第二章 按摩疗法

【内容摘要】

按摩疗法也称推拿疗法，是以中医理论为指导，运用各种手法操作来防治疾病的一种外治方法，它是中医学的重要组成部分。其主要内容包括按摩的生理作用、注意事项、适应证和禁忌证，以及按摩手法的分类、各种手法操作技巧等。

【学习目标】

（1）掌握各种按摩手法的操作技巧、作用、主治；掌握按摩疗法的要求。

（2）熟悉按摩手法的定义及按摩的生理作用、注意事项、适应证和禁忌证。

（3）了解按摩疗法的定义及按摩手法的分类。

第一节 按摩疗法概论

按摩疗法也称为推拿疗法，是利用手、足或肢体其他部位，也可借助器械等进行各种手法操作，根据各种不同病情，刺激人体体表部位或穴位，从而使经络疏通，气血流畅，以提高或改善人体生理功能、消除疲劳和防治疾病的一种方法。按摩容易学习，应用广泛，老少皆宜，简单、安全、经济、有效。

一、按摩的生理作用

（1）传统医学认为，按摩疗法可疏通经络，行气活血，通利关节，整形复位。

（2）现代医学认为，按摩疗法可纠正解剖位置的失常，其做的"功"可转变为"能"，深入体内，调整内环境的紊乱，改善人体的新陈代谢。

二、按摩的注意事项

（1）手部准备：手要清洁，指甲剪短，保持手的温度。

（2）体位：选择舒适体位，被按摩者肌肉放松并便于操作。

（3）方向：沿静脉血和淋巴回流的方向（向心）。

（4）按摩力度：轻—重—轻—结束。

（5）按摩顺序：头—颈—上肢—躯干—下肢。

（6）按摩介质：粉剂、油剂、酒剂。

（7）按摩时间：每次以 20~30 分钟为宜，按摩次数以 12 次为 1 个疗程。

（8）情绪：患者在大怒、大喜、大恐、大悲等情绪激动的情况下，不要立即按摩。

（9）饮食：饱食之后，不要急于按摩，在饭后 2 小时左右为宜。

（10）环境：按摩环境要安静清洁，温度适宜，空气流通。按摩时，有些患者容易入睡，应取毛巾盖好，以防着凉。不要在当风之处按摩。

（11）小儿按摩：在过饥、过饱、哭闹时均不宜进行小儿按摩治疗。

三、按摩的适应证和禁忌证

1. 适应证

（1）各种痛证：筋膜炎、腱鞘炎、扭伤、关节脱位、腰肌劳损、肌肉萎缩、偏头痛、三叉神经痛、落枕、颈椎病、肩周炎、肋间神经痛、坐骨神经痛、腰背痛、四肢关节痛［包括肩、肘、腕、膝、踝、指（趾）关节疼痛］；腓肠肌痉挛；风湿引起的肩、背、腰、膝等部位肌肉疼痛，以及急性或慢性风湿性关节炎、关节滑囊肿痛和关节强直等。

（2）内科疾病：便秘、腹泻、呃逆、高血压、感冒、糖尿病、神经性呕吐、消化不良、习惯性便秘、胃下垂、慢性胃炎、失眠、遗精、神经症等。

（3）儿科疾病：腹痛、腹泻、便秘、厌食、疳积、遗尿、脱肛等。

2. 禁忌证

（1）各种急性传染病、急性骨髓炎、结核性关节炎、传染性皮肤病、皮肤湿疹、水火烫伤、皮肤溃疡、肿瘤，以及各种疮疡等。

（2）经期女性、怀孕5个月以上；急性腹膜炎、急性阑尾炎患者；久病过分虚弱、素有未控制好的严重心血管疾病的或高龄体弱者。

第二节 按摩手法

用手或肢体其他部位，按各种特定的技巧，在体表操作的方法，称为按摩手法。

按摩手法要求持久、有力、均匀、柔和，从而达到"深透"。所谓"持久"，是指手法能按要求持续运用一段时间；所谓"有力"，是指手法具有一定的力量，这种力量应该根据患者的体质、病症、部位等不同而增减；所谓"均匀"，是指手法要有节律性，速度不要时快时慢，压力不要时轻时重；所谓"柔和"，指手法动作稳健灵活，力量缓和，做到轻而不浮，重而不滞，用力不可生硬粗暴或使用蛮力，变换动作要自然。

按摩手法究其根本是通过手对力的运用来治疗疾病的一种方法，按摩手法的基本要求其实就是对按摩用力的基本要求，力在此是最关键的，离开了力来谈手法，就是空谈。其十字诀"有力、持久、均匀、柔和、深透"在最基本的层面上来说都是从不同方面对力的要求，"有力"是对力大小的要求，"持久"是对力作用时间的要求。"均匀""柔和"是对力大小及频率变化的要求，"深透"是对力作用效果的要求。总之，持久、有力、均匀、柔和、深透是密切相关、相辅相成、互相渗透的。持续有力的手法可以降低肌肉的张力和组织的黏滞性，使手法能逐渐渗透到组织深部；均匀协调的动作使手法更趋柔和而更具有渗透性；力量和技巧相结合使手法有力又柔和，达到"刚中有柔，刚柔相济"。正如《医宗金鉴》中所说："一旦临证，机触于外，巧生于内，手随心转，法从手出。"

根据动作形态，按摩手法可归纳为摆动类、摩擦类、振动类、挤压类、叩击类和运动关节类等 6 类手法，各类手法又由数种手法组成。

下面我们介绍各类常用且比较简单易学的手法，供大家学习和参考。

一、摆动类手法

摆动类手法是指施术者通过前臂的主动运动带动腕关节摆动的一类手法，如揉法、㨰法、一指禅推法等。

1. 揉法

本法分掌揉法和指揉法。

（1）操作：掌揉法是用手掌大鱼际或掌根贴附于施术部位或穴位，腕部放松，以肘部为支点，前臂主动摆动，带动腕部轻柔缓和地摆动。

指揉法是用手指螺纹面贴附于特定部位或穴位，腕部放松，以肘部为支点，前臂主动摆动，带动腕部轻柔缓和地摆动。

（2）要求：手法要轻柔，动作要协调而有节律。速度每分钟 100~120 次。

（3）作用：疏通经络，消肿止痛。

（4）主治：颈椎病，肩周炎，网球肘，脘腹痛、便秘等胃肠道疾病，以及因外伤引起的红肿疼痛等。

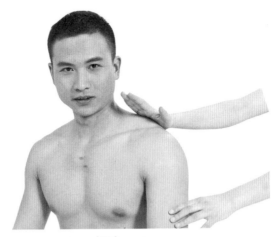

揉法

2. 擦法

（1）操作：擦法是由腕关节的屈伸动作和前臂的旋转运动复合而成。肩部放松，手掌半握状，肘关节微曲，以掌背小鱼际贴附于患处或施术部位，以腕关节灵活转动带动掌背第三、四、五掌骨和前臂，并施加一定的压力，进行不间断地擦动，两手可轮流操作。

扫一扫◎学课程

（2）要求：不能摩擦移动、摇晃、拖动、辗动或跳动。

（3）作用：舒筋通络，祛风散寒，活血止痛。

（4）主治：颈椎病，肩周炎，腰肌劳损，腰三横突综合征，背痛，关节疼痛等。

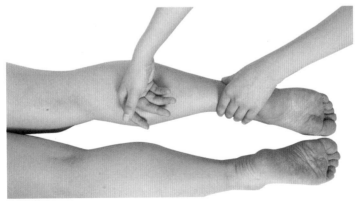

擦法

3.一指禅推法

（1）操作：用拇指指端、螺纹面或偏峰着力于施术部位或穴位上，沉肩垂肘，腕关节悬屈，运用腕间的摆动带动拇指关节的屈伸活动，从而产生轻重交替的功力，并持续不断地作用于施术部位或穴位上，称为一指禅推法。

（2）要求：上肢肌肉放松，不可用蛮劲，手掌虚握拳。主要要领为沉肩、垂肘、悬腕、掌虚、指实、紧推慢移、蓄力于掌、处力于指、着力于螺纹面。

（3）作用：行气活血，消肿止痛。

（4）主治：颈项强痛，腹胀，腹痛，四肢关节疼痛。

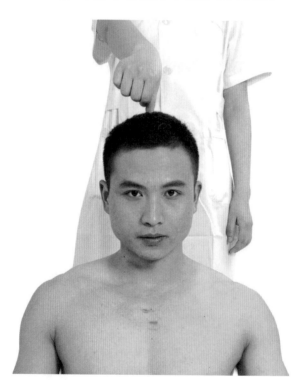

一指禅推法

二、摩擦类手法

摩擦类手法是指施术者着力部位与被施术者该部位的皮肤之间产生明显摩擦的一类手法，如摩法、擦法、推法、搓法、抹法等。

1. 摩法

本法分掌摩和指摩。

（1）操作：用单手食指、中指、无名指或大鱼际掌面贴附于施术部位，以腕关节为中心，连同三指或手掌做回旋摩擦运动，前者称为指摩，后者称为掌摩。初学者可在米袋上或者人体背部练习。

（2）要求：操作时肘关节自然屈曲，腕部放松，掌指关节自然伸直，动作要缓和而协调。频率每分钟 120 次左右。

（3）作用：和中理气，消积导滞，温补肾阳。

（4）主治：脘腹疼痛，食积胀满，肾虚腰痛，气滞及胸胁外伤等。

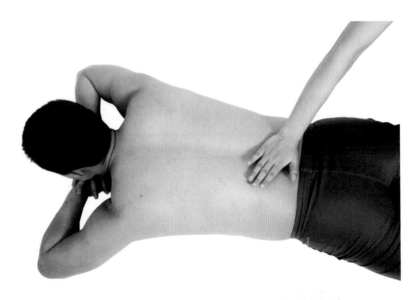

掌摩法

2. 擦法

本法又称平推法，分全掌擦法、大鱼际擦法和小鱼际擦法。

（1）操作：用指、掌贴附于施术部位，快速地做直线往返运动，使之摩擦生热。

（2）要求：用力要稳，动作要均匀、连续；呼吸自然调匀，不可屏气，避免伤到气机。频率每分钟 100~120 次。

（3）作用：温经通络，行气活血，温补脾肾。

（4）主治：内脏虚损及气血功能失调的病证。

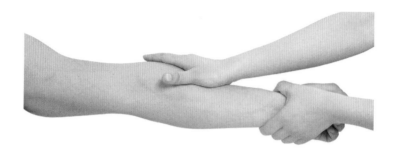

擦法

3. 推法

本法一般分指推法、掌推法、肘推法。

（1）操作：以指腹或掌根、肘等着力于施术部位，做单方向直线运动。

（2）要求：操作时要紧贴皮肤，压力平稳，推进速度缓慢、均匀，沿着肌纤维方向推进。

（3）作用：行气止痛，温经活络，调和气血。

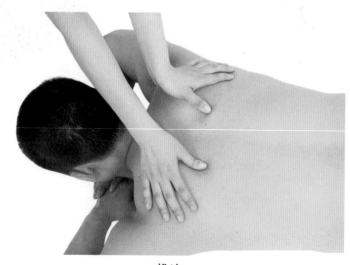

推法

（4）主治：头痛，胃脘痛，胸胁痛，背痛，腰痛，全身关节疼痛等。

4. 搓法

（1）操作：用双手掌面夹住肢体或以单手、双手掌面着力于施术部位，用力地做上下往返移动，快速搓揉，本法以双手夹搓，形如搓绳，故名搓法。

（2）要求：以双手掌面夹住施术部位，令受术者肢体放松。以肘关节和肩关节为支点，前臂与上臂部主动施力，做相反方向的较快速搓动，并同时由上向下移动。操作时双手用力要对称，搓动要快，移动要慢。

（3）作用：舒通经络，调和气血，放松肌肉。

（4）主治：肩周炎，网球肘，四肢、胁肋等部位疼痛。

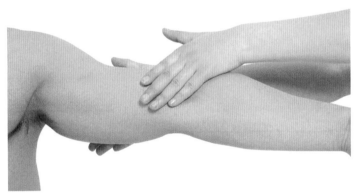

搓法

5. 抹法

（1）操作：用拇指螺纹面或掌面紧贴皮肤，在施术部位做上下或左右及弧形曲线的抹动。

（2）要求：操作时用力要轻而不浮、重而不滞。

（3）作用：开窍镇静，醒脑明目。

（4）主治：头痛，头晕，颈项强痛，背痛等。

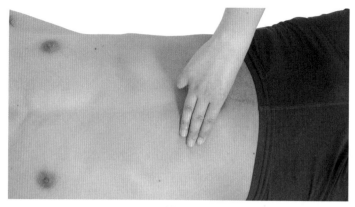

抹法

三、振动类手法

振动类手法是指施术者以特定的肌肉活动方式（高频率、节律性、轻重交替）使被施术者产生明显振动感的一类手法，如抖法等。

扫一扫◎学课程

抖法

（1）操作：以双手或单手握住被施术者肢体远端，用力、连续、小幅度地做上下颤动。常与搓法配合，作为治疗的结束手法。

（2）要求：操作时颤动幅度要小、频率要快。

（3）作用：调和气血，舒通经络，滑利关节。

（4）主治：肩臂疼痛，腰腿疼痛。

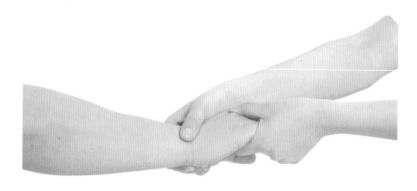

抖法

四、挤压类手法

挤压类手法是指单方向垂直向下或两个方向相对用力的一类手法,如按法、点法、捏法、拿法、捻法、掐法等。

1. 按法

(1)操作:以拇指端或指腹、掌部节律性地按压施术部位。按法一般以指按与掌按应用较多,常与揉法结合运用,组成"按揉"复合手法。

(2)要求:用力部位要紧贴体表,不可移动,用力要由轻到重,不可暴力猛然按压。

(3)作用:舒经活络,开通闭塞,活血止痛。

(4)主治:颈椎病,背痛,腰腿痛,头痛,牙痛,胃脘痛,肢体疼痛、麻木等。

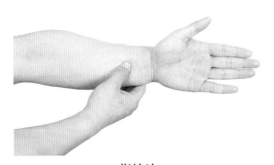
指按法

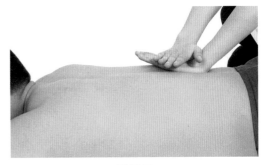
掌按法

2. 点法

(1)操作:手握空拳,拇指伸直并紧靠于食指中节,以拇指端着力于施术部位或穴位上,前臂与拇指主动发力,进行持续点压。亦可采用拇指按法的手法形态,用拇指端进行持续点压;还可用中指端及拇指、食指的指间关节背侧进行点压。本法与按法的区别在于点法作用面积小,刺激量大。

(2)要求:不可突然用力,以免造成筋伤。

（3）作用：开通闭塞，活血止痛。

（4）主治：急性腰扭伤，中风后遗症，胃脘痛，胸痛，腰腿痛等。

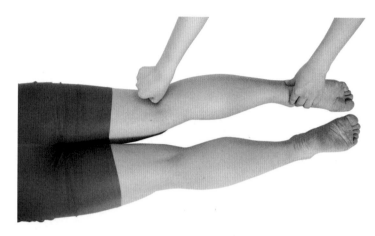

点法

3. 捏法

本法分三指捏和五指捏。

（1）操作：用拇指和其他手指在施术部位做对称性的挤压。捏法可单手操作，亦可双手同时操作。

（2）要求：在做相对挤压动作时要顺序而下，均匀而有节律性。

（3）作用：舒经通络，行气活血。

（4）主治：四肢关节、颈项、背部等痛证。

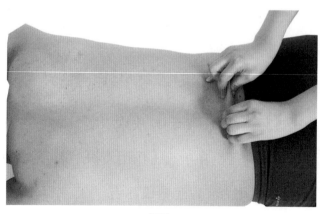

捏法

4. 拿法

根据拇指与其他手指配合数量的多寡而有三指拿法、五指拿法等。捏而提起谓之拿。

（1）操作：拇指与其余手指的螺纹面相对用力，提捏或揉捏肌肤或肢体。

（2）要求：用力要由轻到重，不可突然用力，动作要缓和而连贯。

（3）作用：舒筋通络，镇静止痛。

（4）主治：颈椎病，肩周炎和风湿痛，四肢关节、背部等痛证。

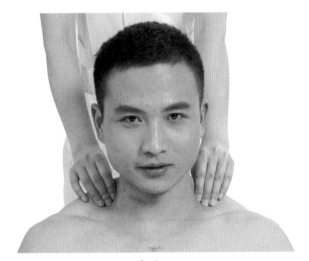

拿法

5. 捻法

（1）操作：用拇指螺纹面与食指桡侧缘或螺纹面轻捏住施术部位，拇指与食指相向主动运动，稍用力、较快速地做捏、揉捻动，状如捻线。一般为按摩辅助手法。

（2）要求：动作要灵活快速，用劲不可呆滞。

（3）作用：理筋通络，滑利关节。

（4）主治：配合其他手法治疗四肢小关节伤肿痛，屈伸不利，关节炎等。

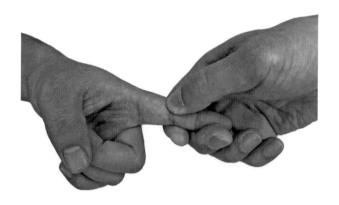

捻法

6. 掐法

（1）操作：单手或双手拇指指端甲缘着力于体表的施术部位或穴位上，长按而掐之，或两指同时用力抠掐之。

（2）要求：将力贯注于指力内收，用力适当，不可刺破皮肤。

（3）作用：开窍醒脑，疏通气血。

（4）主治：晕厥，头痛，惊风等。

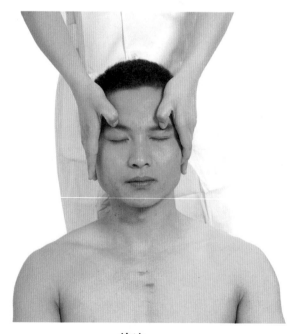

掐法

五、叩击类手法

叩击手法是指施术者以一定的节律，富有弹性地击打施术部位的一类手法，如拍法、击法、弹法、拨法等。

1. 拍法

（1）操作：用虚掌拍打施术部位。拍法可单手操作，亦可双手同时操作。

（2）要求：操作时手指自然并拢，掌指关节微屈，手稳而有节律地拍打患部。

（3）作用：舒筋通络，行气活血。

（4）主治：风湿酸痛，局部感觉迟钝或肌肉痉挛等。

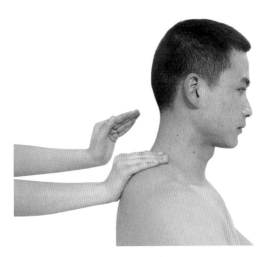

拍法

2. 击法

本法分拳击法、掌击法、侧击法、指击法和棒击法等。

（1）操作：用拳背或掌根、掌侧小鱼际、指尖或桑枝棒等有节律地击打施术部位。

（2）要求：操作时快速而短暂，垂直叩击体表，做到击中有收。

（3）作用：舒筋通络，缓解痉挛。

（4）主治：四肢痹痛，局部感觉迟钝或肌肉痉挛等。

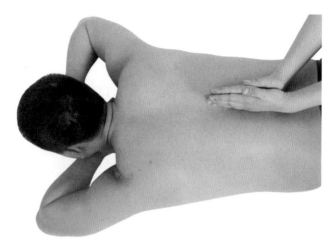

击法

3. 弹法

（1）操作：用一手指的指腹紧压另一手指的指甲，用力弹出，连续弹击治疗部位，操作时弹击力要均匀，每分钟 120~160 次。

（2）作用：舒筋通络，活血止痛。

（3）主治：项强，腰腿疼痛，关节酸痛等。

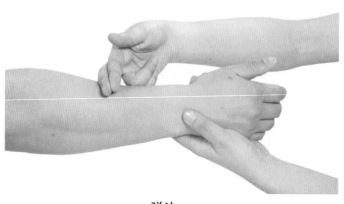

弹法

4. 拨法

（1）操作：以拇指深按于施术部位，适当用力，单向或往返地滑动肌肉或肌腱。拨法又名指拨法、拨络法。

（2）作用：解痉镇痛，理筋整复。

（3）主治：落枕，颈肩、腰腿酸痛，关节不利等。

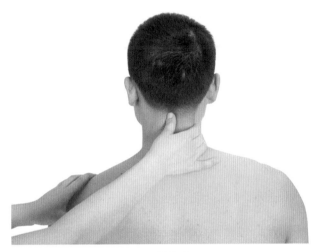

弹拨法

六、运动关节类手法

运动关节类手法是指运用一定的技巧在生理范围内活动被施术者关节的一类手法，如摇法、拔伸法等。

1. 摇法

（1）操作：使关节被动地做环摇活动，可对颈项部、肩关节、腰部和四肢关节施术。

（2）要求：动作要缓和，用力要稳，摇动方向及幅度须在关节活动许可范围内进行，由小到大。

（3）作用：舒筋通络，滑利关节。

（4）主治：关节僵硬，屈伸不利，落枕，肩周炎等。

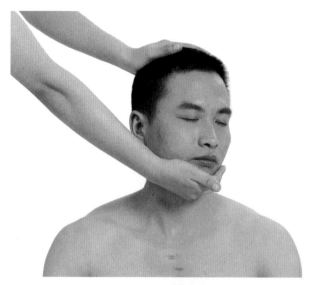

摇法

2.拔伸法

（1）操作：固定关节或肢体的一端，牵拉另一端，应用对抗的力量使关节得到伸展。拔伸法为正骨推拿的常用手法之一，可对全身各部关节、半关节施术。

1）颈椎拔伸法：分为掌托拔伸法和肘托拔伸法。

颈椎掌托拔伸法：被施术者坐位，施术者立于其后方。施术者以双手拇指端及螺纹面分别抵住被施术者枕骨下方的两风池穴处，两掌分置于其两侧下颌

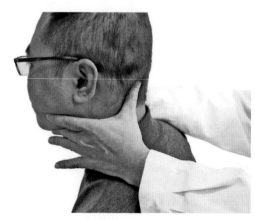

拔伸法

部以托挟助力，两小臂置于其两侧肩上部的肩井穴内侧。两手臂协调用力，即拇指上顶，双掌上托，同时前臂下压，缓慢地向上拔伸 1 ~ 2 分钟。

颈椎肘托拔伸法：被施术者坐位，施术者立于其后方。施术者以一手扶于被施术者枕后部以固定助力，另一侧上肢的肘弯部套住其下颏部，手掌则扶住其对侧头顶以加强固定。两手臂协同用力，向上缓慢地拔伸 1 ~ 2 分钟。颈椎拔伸亦可在仰卧位情况下，施术者置方凳坐于被施术者头端，一手扶托其枕后部，另一手托于其下颌部，两手协调施力，水平方向向其头端拔伸。

2）肩关节对抗拔伸法： 被施术者坐位，施术者立于其侧方。施术者以两手分别握住被施术者腕部和前臂上段，于肩关节外展 45° ~ 60° 方向逐渐用力牵拉，同时嘱被施术者身体向对侧倾斜或让助手协助固定其身体上半部，以与牵拉之力相对抗，持续拔伸 1 ~ 2 分钟。

（2）要求：用力要均匀而持久，动作要缓和。

（3）作用：解痉止痛，滑利关节。

（4）主治：关节错位，伤筋等。

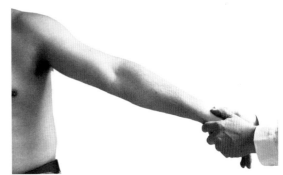

肩关节拔伸法

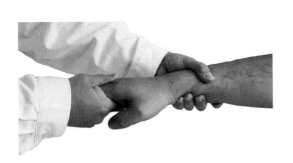

腕关节拔伸法

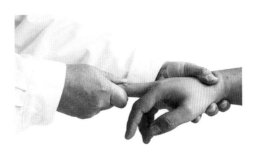

指间关节拔伸法

【复习思考题】

（1）试述按摩手法的要求有哪些，如何理解这些要求？

（2）按摩手法分几类？试举例说明各类按摩手法的特点。

（3）按法与点法、拿法与捏法有何区别？

（4）试述揉法与拨法的操作要点。

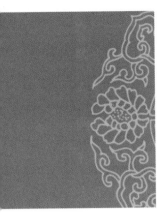
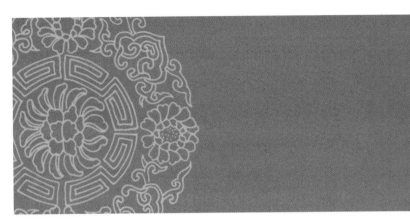

第三章
经络与腧穴

【内容摘要】

　　经络学说是我国传统医学的重要理论之一，是针灸推拿学的基础，并指导临床应用。其内容包括经络理论、腧穴分类、取穴方法，以及常用腧穴的定位、主治等。

扫一扫◎学课程

【学习目标】

　　（1）掌握腧穴的基本概念、分类方法及定位方法；掌握常用腧穴的定位、主要治疗作用。

　　（2）熟悉十二经脉的命名，十四经脉（十二经脉、任脉、督脉）的循行、分布衔接规律。

　　（3）熟悉按摩穴位的常用手法。

　　（4）了解十二经脉流注次序、腧穴的作用及特定穴的含义。

第一节　经络腧穴概论

　　经指经脉，犹如途径，贯通上下，沟通内外，是经络系统中的主干；络为络脉，犹如网络，较经脉细小，纵横交错，遍布全身，是经络系统中的分支。经络内属于脏腑，外络于肢节，沟通内外，贯穿上下，将人体各部的组织器官联系成为一个有机的整体，并借以运行气血，营养全身，保护、协调人体各部位的功能活动，使之维持相对平衡。经络理论贯穿于中医的生理、病理、诊断和治疗等各个方面，对中医的临床实践有重要的指导意义。

一、经络的定义与特点

经络系统的组成包括十二经脉、奇经八脉、十二经别、十五络脉、十二经筋和十二皮部等（见表1–1）。

表1–1 经络系统的组成、定义与特点

名称	定义	特点
十二经脉	又称为"正经"，由手足、阴阳、脏腑3部分组成（见表1–2）	十二经脉在内部，隶属于脏腑；在外部，分布于四肢、头和躯干。其自肺经开始至肝经为一个循环，周而复始，循环不息，各经均有专属的腧穴，阳经与阴经形成六组表里关系（见表1–3）。阴经属脏络腑，阳经属腑络脏
奇经八脉	包括督脉、任脉、冲脉、带脉，以及阳跷脉和阴跷脉、阳维脉和阴维脉。	与十二经脉不同，奇经八脉既不直属脏腑，又无表里配合关系，其分布部位与十二经脉纵横交互。督脉行于后正中线，任脉行于前正中线，有本经所属穴位，与十二经脉合称为"十四经"。其余六脉的穴位均交会于十二经脉和任、督脉中。任、督、冲三脉皆起于胞中，同出会阴而异行，称为"一源三歧"
十二经别	又称"别行之正经"，从十二经脉另行分出后，深入体腔的支脉	手足三阴三阳经别，按阴阳表里关系组成六对，称为"六合"。通过离、入、出、合的分布，沟通了表里两经，加强了经脉与脏腑的联系
十二经筋	又称"别行之正经"，从十二经脉另行分出后，深入体腔的支脉	十二经筋连缀百骸，网络全身，约束骨骼，主司运动
十二皮部	是指十二经脉所对应的皮肤部分，体表皮肤按手足三阴三阳划分，即形成十二皮部	这是十二经脉功能活动于体表的反应部位，也是络脉之气散布之所在。由于皮部位于人体最外层，所以是机体的卫外屏障
十五络脉	十二经脉于四肢部各分出一络，加任、督两脉各一别络和脾之大络，合称"十五络脉"	本经别走邻经而分出的支络部，作用为加强表里、阴阳两经的联系与调节
孙络	络脉最细小的分支，网罗全身	—

表 1-2   十二经脉名称表

十二经脉	上肢	手三阴经	手太阴肺经	内侧前线
			手厥阴心包经	内侧中线
			手少阴心经	内侧后线
		手三阳经	手阳明大肠经	外侧前线
			手少阳三焦经	外侧中线
			手太阳小肠经	外侧后线
	下肢	足三阳经	足阳明胃经	外侧前线
			足少阳胆经	外侧中线
			足太阳膀胱经	外侧后线
		足三阴经	足太阴脾经	内侧前线
			足厥阴肝经	内侧中线
			足少阴肾经	内侧后线

表 1-3   十二经表里关系表

表	手阳明大肠经	手少阳三焦经	手太阳小肠经	足阳明胃经	足少阳胆经	足太阳膀胱经
里	手太阴肺经	手厥阴心包经	手少阴心经	足太阴脾经	足厥阴肝经	足少阴肾经

二、十二经脉的走向和交接规律

"手之三阴从胸走手，手之三阳从手走头，足之三阳从头走足，足之三阴从足走腹"。（《灵枢·逆顺肥瘦》）

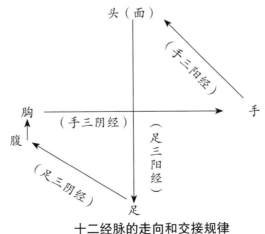

十二经脉的走向和交接规律

三、十二经脉的流注次序

起于肺经,而后依次经过大肠经、胃经、脾经、心经、小肠经、膀胱经、肾经、心包经、三焦经、胆经、肝经,最后又回到肺经。周而复始,环流不息。

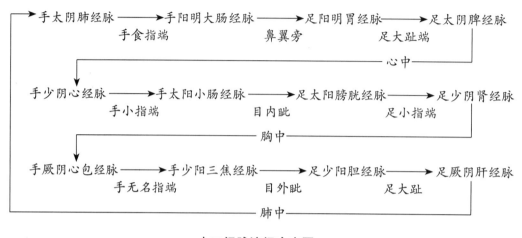

十二经脉流经次序图

第二节 腧穴

一、腧穴的定义

腧穴是脏腑、经络之气输注于体表的特殊部位。"腧"与"输"义同,有转输、输注的含义;"穴"即孔隙的意思。腧穴在《黄帝内经》中又称"节""会""气穴""气府""骨空"等,俗称"穴位""孔穴",是针灸、按摩和拔罐治疗的施术之所。

二、腧穴的分类

1. 十四经穴

十四经穴简称"经穴",即分布在十四经上的腧穴。它们具有主治本经病的共同作用，是腧穴的主要组成部分，共 362 个穴位。

2. 经外奇穴

经外奇穴指既有一定的穴名，又有明确的位置，但尚未列入十四经脉系统的腧穴。奇穴分布分散，对某些病症有一定的特异性治疗作用，如太阳治头痛，阑尾治阑尾炎等。近代奇穴大多逐渐归入正经。

3. 阿是穴

阿是穴又称"压痛点""天应穴"，其既无具体名称，又无固定位置，是以压痛点或其他反应点作为腧穴的。阿是穴实际上是尚未命名的腧穴，是经穴产生的基础。

三、腧穴的作用

1. 近治作用

近治作用是一切腧穴主治作用所具有的共同特点。所有腧穴均能治疗该穴所在部位及邻近组织、器官的局部病证。

2. 远治作用

在十四经穴中，尤其是十二经脉在四肢肘膝关节以下的腧穴，不仅能治疗局部病证，还可治疗本经循行所及的远隔部位的组织器官脏腑病证，有的甚至可影响全身的功能。如合谷不仅可治上肢病，还可治颈部及头面部疾患，同时还可治疗外感发热；足三里不但可治疗下肢病，而且对调节消化系统功能，甚至在人体防卫、免疫反应等方面都具有一定的作用。

如：

足三里（合穴、胃下合穴）治疗腹痛、腹泻、胃、肠疾病。

委中（合穴、膀胱下合穴）治疗腰痛、背痛、腰、背部疾病。

列缺（络穴、脉交合穴）治疗项痛、落枕、颈项部疾病。

合谷（原穴）治疗牙痛、口病、面部疾病。

四总歌诀：肚腹三里留，腰背委中求，头项寻列缺，面口合谷收（表4）。

表 1-4　经脉与主治病证的关系

经脉	本经主治特点	二经相同主治	三经相同主治
手太阴肺经脉	肺、喉病	—	胸部病
手厥阴心包经脉	心、胃病	神志病	
手少阴心经脉	心病		
手阳明大肠经脉	前头、鼻、口、齿病	—	眼病、咽喉病、热病
手少阳三焦经脉	侧头、胁肋病	耳病	
手太阳小肠经脉	后头、肩胛病		
足太阴脾经脉	脾胃病	—	前阴病、妇科病
足厥阴肝经脉	肝病	—	
足少阴肾经脉	肾病、肺病、咽喉病	—	
足阳明胃经脉	前头、口、齿、咽喉病、胃肠病	—	神志病、热病
足少阳胆经脉	侧头、耳病、胁肋病	眼病	
足太阳膀胱经脉	后头、背腰病（背俞并治脏腑病）		

3. 特殊作用

特殊作用指某些腧穴所具有的双重良性调整作用和相对特异性作用。双重良性调整作用如天枢可治泄泻，又可治便秘；内关在心动过速时可减慢心率，心动过缓时又可提高心率。相对特异性作用如大椎可退热，至阴可矫正胎位等。

四、特定穴

特定穴是指十四经脉中具有特殊治疗作用和特定称号的一类腧穴。根据其不同的分布特点、含义和治疗作用，分为五输穴、原穴、络穴、郄穴、俞穴、募穴、下合穴、八会穴、八脉交会穴和交会穴。

（1）五输穴：包括井穴、荥穴、输穴、经穴、合穴，是十二经分布于肘、膝关节以下的5个腧穴，简称"五输"。气血在经脉中运行的情况用自然界的水流现象作比喻，将经气流注由小到大、由浅入深分别用井、荥、输、经、合 5 个名称表示，用于说明经气运行过程中每穴所具有的特殊作用。

井：经气所出，如水之源头。

荥：经气流过之处，如刚出的泉水微流。

输：经气所灌注之处，如水流由浅入深。

经：经气所行经的部位，如水在流畅河中流过。

合：经气最后如百川汇合入海。

（2）原穴：原即本原、原气之意。因为脏腑的病变，往往反应于十二原穴，原穴又是人体原气作用汇聚的部位。

（3）络穴：络有联络之意。络穴大多分布于表里两经的联络处。

（4）郄穴：郄有空隙的意思，是各经的经气深集部位。郄穴多分布于四肢肘、膝关节以下。

（5）俞穴：俞穴是脏腑经气输注于背部的腧穴。

（6）募穴：募穴是脏腑经气汇集于胸腹部的腧穴。

（7）下合穴：下合穴是六脏之气下合于足三阳经的腧穴，又称"六腑下合穴"。下合穴共有 6 个，其中胃、胆、膀胱的下合穴位于本经，大肠、小肠的下合穴同位于胃经，三焦的下合穴位于膀胱经。

（8）八会穴：八会穴指脏、腑、气、血、筋、脉、骨、髓等精气聚会的 8 个腧穴。八会穴分散在躯干部和四肢部，其中脏、腑、气、血、骨之会穴位于躯干部；筋、脉、髓之会穴位于四肢部。

（9）八脉交会穴：即任、督、冲、带、阴跷、阳跷、阴维、阳维八脉交会于十二经脉中的 8 个腧穴。这些腧穴均分布于四肢腕踝关节的上下。

（10）交会穴：交会穴指两经以上的经脉相交或会合处的腧穴。多分布于头面、躯干部，治疗与交会经有关的病证。

五、腧穴的定位

现代临床常用的腧穴定位与取穴方法如下。

（一）骨度分寸法

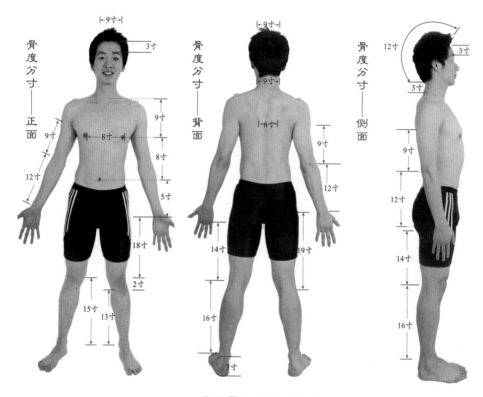

常用骨度分寸示意图

表 1-5　骨度分寸法（前面观）

部位	起止点	骨度	度量	说明
头部	前两额头角（头维）之间	9寸	横寸	头前部横向
胸腹部	胸骨上窝（天突）至剑突尖	9寸	直寸	胸部与肋部取穴直寸，一般根据肋骨计算，每一肋骨折作1寸6分
	剑突尖至脐中	8寸		
	脐中至耻骨联合上缘（横骨上廉）	8寸		
	两乳头之间	8寸	横寸	胸腹部取穴的横寸，可根据两乳头之间的距离折量。女性可用左右缺盆穴之间的宽度来代替两乳头之间的横寸

续表

部位	起止点	骨度	度量	说明
上肢部	腋前、后纹头（腋前皱襞）至肘横纹	9寸	直寸	用于手三阴、手三阳经的骨度分寸
	肘横纹（平肘尖）至腕掌（背）横纹	12寸		
下肢部	耻骨联合上缘至股骨内上髁上缘	18寸	直寸	用于足三阴经的骨度分寸
	胫骨内侧髁下方至内踝尖	13寸		
	股骨大转子至腘横纹	19寸		用于足三阴经的骨度分寸。膝中水平线的前面相当于犊鼻，后面相当于委中
	股骨内上髁上缘至胫骨内侧髁下	3寸		
	腘横纹到外踝尖	16寸		

表1-6　骨度分寸法（后面观）

部位	起止点	骨度	度量	说明
头部	耳后两完骨（乳突）之间	9寸	横寸	用于量头部的横寸
背腰部	肩胛骨内缘至后正中线	3寸	横寸	背部腧穴根据脊椎定穴。一般临床取穴，肩胛骨下角相当于第七胸椎，髂峰相当于第4腰椎棘突（第16椎）
	肩峰缘至后正中线	8寸	—	
下肢	臀沟至腘横纹	14寸	—	
	腘横纹至外踝尖	16寸	—	

表1-7　骨度分寸法（侧面观）

部位	起止点	骨度	度量	说明
头部	前发际至后发际	12寸	直寸	头部纵向
	眉间（印堂）至前发际正中	3寸	直寸	头前部纵向
	第7颈椎棘突下（大椎）至后发际正中	3寸	直寸	后项部纵向
	眉间（印堂）至第7颈椎棘突下（大椎）	18寸	直寸	头部纵向
侧胸部	腋以下至季胁	12寸	直寸	—
下肢	腘横纹到外踝尖	16寸	直寸	—

（二）解剖标志法

1. 固定标志

固定标志指不受人体活动影响而固定不移的标志。如五官、毛发、指（趾）甲、乳头、肚脐及各种骨节突起和凹陷部。这些自然标志固定不移，有利于腧穴的定位。如两眉之间取印堂；两乳之间取膻中等。

2. 动作标志

动作标志指必须采取相应的动作才能出现的标志。如张口于耳屏前方凹陷处取听宫；握拳于手掌横纹头取后溪等。

（三）手指同身寸

手指同身寸是以患者的手指为标准，进行测量定穴的方法。临床常用以下3种。

1. 中指同身寸

中指同身寸是以患者的中指中节屈曲时内侧两端横纹头之间作为1寸，可用于四肢部取穴的直寸和背部取穴的横寸。

2. 拇指同身寸

拇指同身寸是以患者拇指指关节的横度作为1寸，亦适用于四肢部的直寸取穴。

3. 横指同身寸

横指同身寸又名"一夫法"，是令患者将食指、中指、无名指和小指并拢，以中指中节横纹处为准，四指测量为3寸。

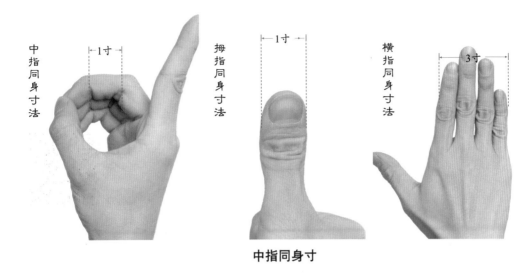

中指同身寸法 ├1寸┤

拇指同身寸法 ├1寸┤

横指同身寸法 ├3寸┤

中指同身寸

（四）简便取穴法

简便取穴法是临床上常用的一种简便易行的取穴方法。如两耳尖直上取百会；两手虎口交叉取列缺；垂手中指端取风市等。

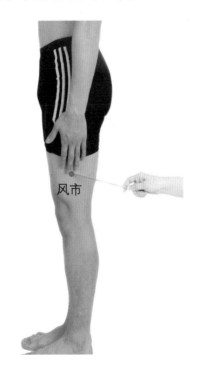

风市

简便取穴法

第三节　常用腧穴

一、手太阴肺经

扫一扫◎学课程

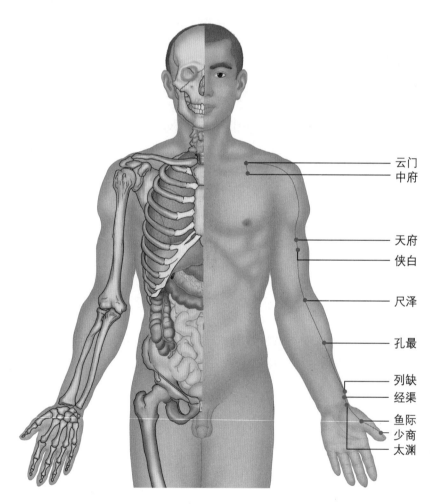

云门
中府

天府
侠白

尺泽

孔最

列缺
经渠
鱼际
少商
太渊

手太阴肺经

1. 中府

定位：前中线旁开 6 寸，平第一肋间。

主治：咳喘，肩背痛。

手法：按、揉、抹。

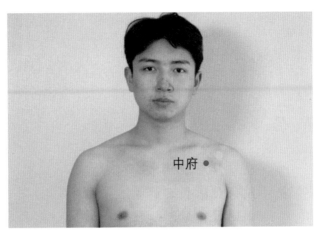

中府

2. 尺泽（合穴）

定位：肘横纹中，肱二头肌肌腱桡侧凹陷处，肘关节微屈时定位。

主治：咳嗽，气喘，咯血，咽喉肿痛，肘臂挛痛。

手法：按、揉、拿。

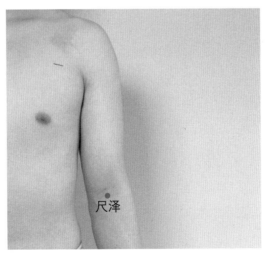

尺泽（合穴）

3. 列缺

定位：桡骨茎突上方，腕横纹上 1.5 寸。

主治：颈项痛，咽痛，咳嗽。

手法：按、揉。

4. 鱼际

定位：第一掌骨中点，赤白肉际。

主治：肩背痛，头痛等。

手法：按、揉、掐。

5. 少商

定位：拇指桡侧指甲角旁 0.1 寸。

主治：咳嗽，咽痛。

手法：掐。

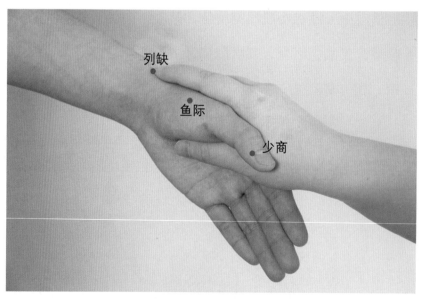

少商

二、手阳明大肠经

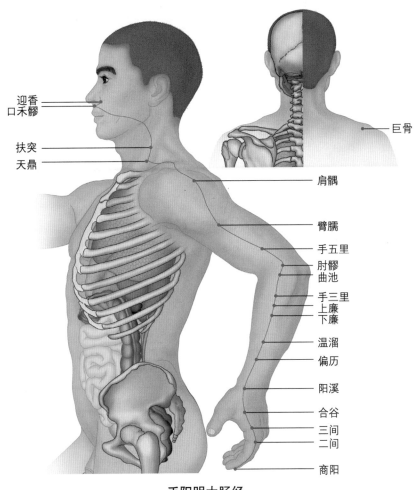

迎香
口禾髎

扶突
天鼎

巨骨

肩髃

臂臑
手五里
肘髎
曲池
手三里
上廉
下廉
温溜
偏历
阳溪
合谷
三间
二间
商阳

手阳明大肠经

1. 合谷（原穴）

定位：手背第一、二掌骨间，当第二掌骨桡侧中点处。以一手的拇指指骨关节横纹，放在另一手拇、食指之间的指蹼缘上，拇指尖下即为此穴。

主治：头痛，眩晕，面瘫，面肿，齿痛，牙关紧闭，目赤肿痛，鼻渊，鼻衄，咽喉肿痛，耳聋，耳鸣，热病，多汗，无汗，妇女闭经、滞产，上肢痿痹，手指挛痛，腹痛，便秘。

手法：拿、按、揉。

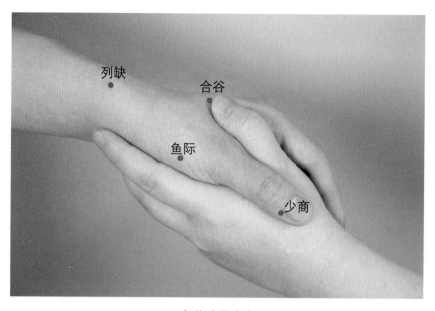

合谷（原穴）

2.阳溪

定位：腕背"鼻烟窝"中。

主治：头痛，齿痛，目赤肿痛，耳鸣，手腕痛。

手法：拿、按、揉。

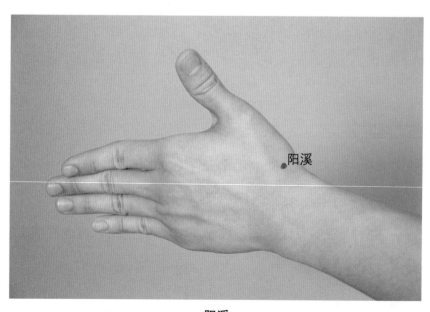

阳溪

3. 手三里

定位：曲池下 2 寸。

主治：肘挛屈伸不利，手臂麻木疼痛。

手法：拿、按、揉。

4. 曲池（合穴）

定位：屈肘成直角，肘横纹外侧与肱骨外上髁连线中点处。

主治：咽喉肿痛，齿痛，目赤痛，面瘫，荨麻疹，全身瘙痒，湿疹，热病，高血压，上肢不遂，肘臂疼痛无力，腹痛，腹泻。

特点：祛风泻热，长于治疗皮肤病。通络止痛作用强。可用于一切上肢疾患。

手法：拿、按、揉。

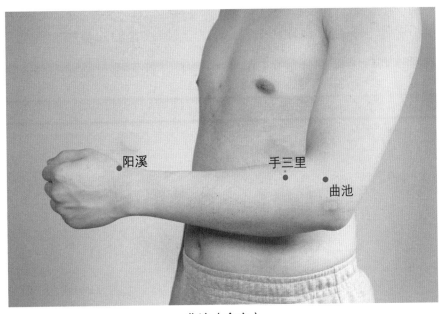

曲池（合穴）

5. 肩髃

定位：肩部三角肌上，臂外展或向前平伸时，肩峰前下方凹陷中。

主治：肩臂痛，上肢不遂，瘰疬。

手法：按、揉。

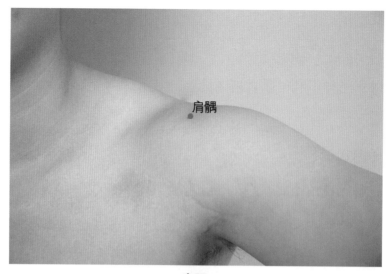

肩髃

6. 迎香

定位：鼻翼外缘中点旁，鼻唇沟中。

主治：鼻塞、鼻衄、鼻渊、鼻鼽等鼻疾。该穴是治疗鼻病的首选穴，对过敏性鼻炎、鼻前庭炎和慢性鼻炎均有较好疗效。针迎香对慢性支气管炎临床有效率可达 70%~90%。还可治疗面瘫，面肿，面痒，面肌瞤动，胆道蛔虫症。

手法：掐、按、揉。

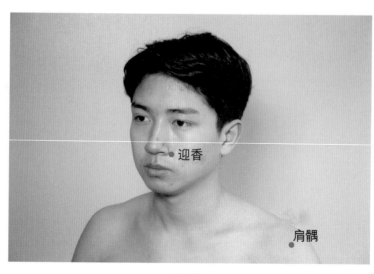

迎香

三、足阳明胃经

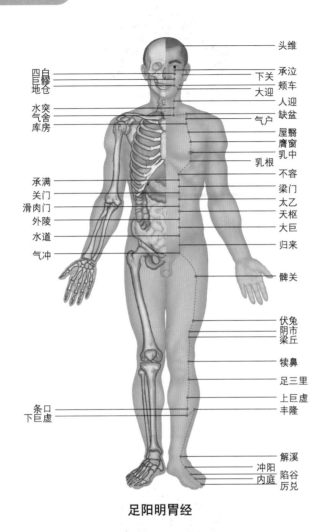

扫一扫◎学课程

足阳明胃经

1.承泣

定位：目正视，瞳孔直下，眶下缘与眼球之间处。

主治：口眼㖞斜，目赤痛痒，夜盲。

手法：按、揉。

2.四白

定位：目下1寸。

主治：口眼㖞斜，目赤痛痒。

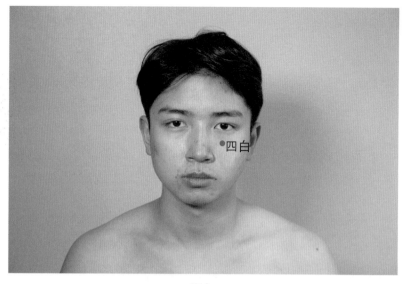

四白

手法：按、揉。

3. 地仓

定位：口角旁 0.4 寸。

主治：口眼㖞斜，面部美容。

手法：按、揉。

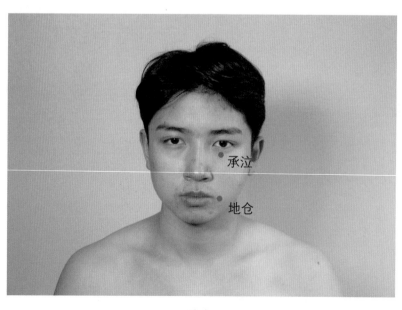

地仓

4. 颊车

定位：下颌角前上方约一横指凹陷中，咀嚼时咬肌隆起最高点处。

主治：齿痛，口噤不语，面部美容。

手法：按、揉。

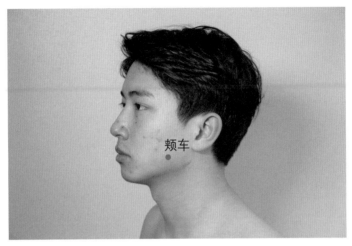

颊车

5. 下关

定位：颧弓下缘，下颌骨髁状突之前方凹陷处，闭口取穴。

主治：面瘫，齿痛，面痛。

手法：按、揉。

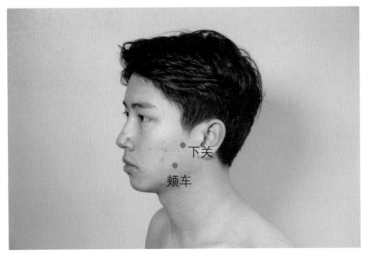

下关

6. 天枢（大肠的募穴）

定位：脐中旁开 2 寸，腹直肌中。

主治：绕脐腹痛，呕吐，腹胀肠鸣，泄泻，痢疾，便秘，肠痈，月经不调，痛经。

手法：按、抹。

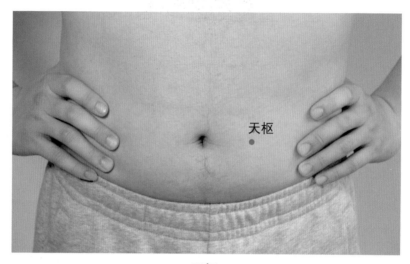

天枢

7. 梁丘

定位：髌骨外上缘 2 寸。

主治：膝痛冷麻。

手法：按、抹、点、搓。

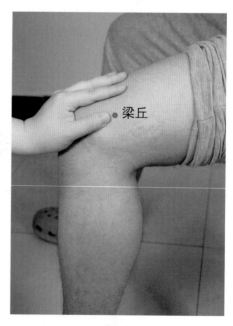

梁丘

8. 足三里（合穴、下合穴）

定位：犊鼻下 3 寸，胫骨前缘外一横指（中指）处。

主治：胃痛，腹痛，腹胀，呕吐，泄泻，痢疾，便秘，肠痈，下肢痿痹，瘫痪，脚气，水肿，强壮保健穴，虚劳羸瘦，眩晕，癫狂痫，乳痈，乳少。

手法：按、点。

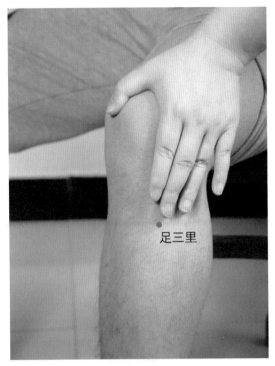

足三里

9. 丰隆（络穴）

定位：外踝尖上 8 寸，距胫骨前嵴二横指（中指），条口穴外一横指（中指）。

主治：痰多咳嗽，头痛，眩晕，癫狂痫。该穴为治痰要穴。还可治疗下肢痿痹，水肿。

手法：按、揉。

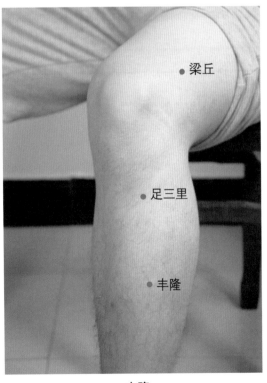

丰隆

10. 解溪

定位：足背踝关节横纹中点。

主治：踝关节扭伤，足趾麻木。

手法：按、拿、点。

11. 内庭

定位：足背第二、三趾间缝纹端。

主治：齿痛，面痛，口眼㖞斜，咽喉痛，鼻衄，胃痛，吐酸，腹胀，泄泻，痢疾，便秘，足背肿痛，热病。

手法：按、拿、点。

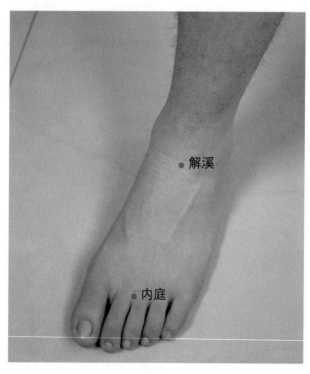

内庭

四、足太阴脾经

扫一扫◎学课程

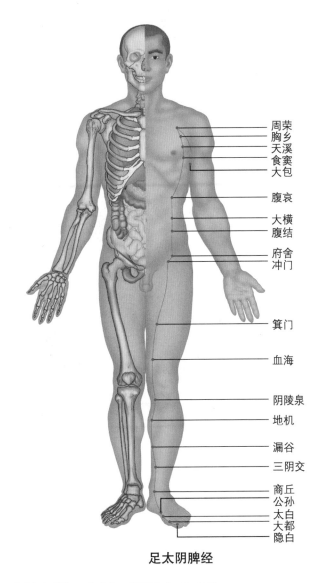

周荣
胸乡
天溪
食窦
大包
腹哀
大横
腹结
府舍
冲门
箕门
血海
阴陵泉
地机
漏谷
三阴交
商丘
公孙
太白
大都
隐白

足太阴脾经

1. 三阴交（足太阴、少阴、厥阴交会穴）

定位：内踝尖直上 3 寸，胫骨内侧缘。

主治：腹胀肠鸣，泄泻，月经不调，痛经，闭经，带下病，阴挺，难产，不孕，不育，阳痿，遗精，遗尿，小便不利，水肿，下肢痿痹，脚气，疝气，失眠。

手法：按、拿、点。

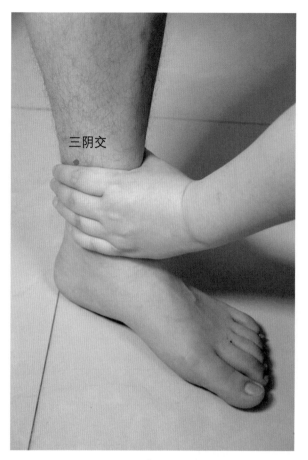

三阴交

2. 阴陵泉（合穴）

定位：胫骨内侧髁下缘凹陷中。

主治：腹胀，泄泻，黄疸，水肿，小便不利或失禁，膝关节痛。

手法：按、拿、点。

3. 血海

定位：屈膝，大腿内侧，髌底内侧端上 2 寸，股四头肌内侧头的隆起处。

主治：月经不调，痛经，经闭，崩漏，瘾疹，皮肤瘙痒，丹毒，小便淋漓。

手法：按、拿、点。

4. 大横

定位：脐中旁开 4 寸。

主治：腹胀，虚寒泻痢，大便秘结。

手法：摩、拿、揉。

五、手少阴心经

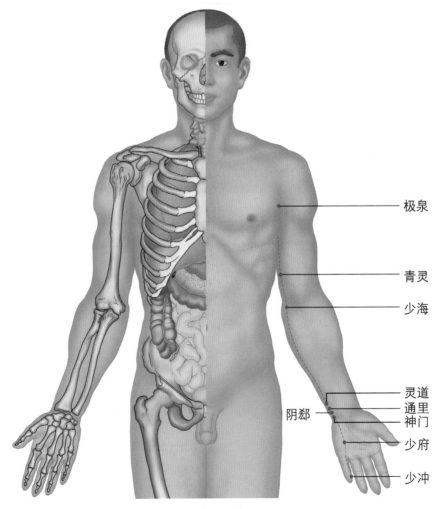

极泉

青灵

少海

灵道
通里
神门
阴郄
少府
少冲

手少阴心经

1.少海

定位：屈肘，肘横纹内端与肱骨内上髁连线之中点。

主治：心痛，肘臂挛痛，瘰疬。

手法：拿、弹、拨。

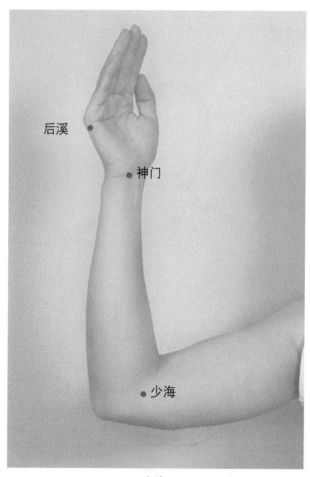

少海

2.神门（输穴、原穴）

定位：腕横纹尺侧端，尺侧腕屈肌腱的桡侧凹陷中。

主治：心悸，怔忡，心痛，心烦，健忘，失眠，癫狂痫，腕臂、胸胁痛。

手法：按、拿、揉。

六、手太阳小肠经

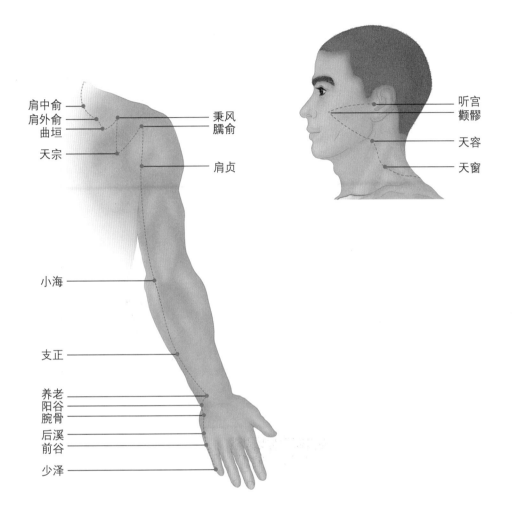

手太阳小肠经

1. 后溪（输穴、八脉交会穴通督脉）

定位：自然半握拳。在手掌尺侧，微握拳，当小指掌指关节后的远侧掌横纹头赤白肉际。

主治：腰背痛，急性腰扭伤，头项强痛，落枕，手指及肘臂挛痛，目赤，咽喉肿痛，耳聋，癫狂痫，热病，疟疾。

手法：掐。

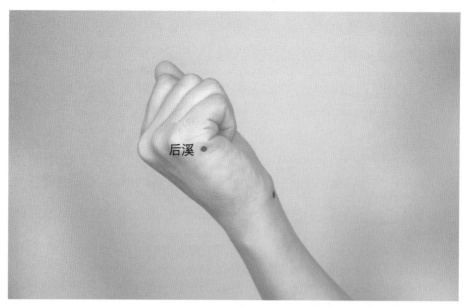

后溪

2.肩贞

定位：腋后皱襞上 1 寸。

主治：肩关节疼痛，上肢瘫。

手法：按、拿、揉。

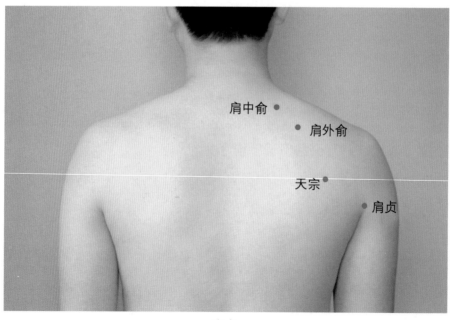

肩贞

3. 天宗

定位：肩胛骨冈下窝的中央。

主治：肩背酸痛，活动不利，项强。

手法：滚、按、揉。

4. 肩外俞

定位：第一胸椎棘突下旁开 3 寸。

主治：肩背酸痛，头项强痛，上肢冷痛。

手法：按。

5. 肩中俞

定位：大椎旁开 2 寸。

主治：咳嗽，气喘，肩背酸痛。

手法：滚、按。

6. 听宫（手、足少阳与手太阳经交会穴）

定位：在面部，耳屏前，下颌骨髁状突的后缘，张口时呈凹陷处。

主治：耳鸣，耳聋，聤耳，齿痛，牙关不利，癫狂痫。

手法：按、揉。

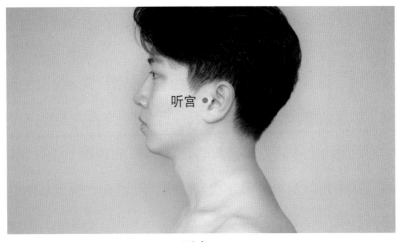

听宫

七、足太阳膀胱经

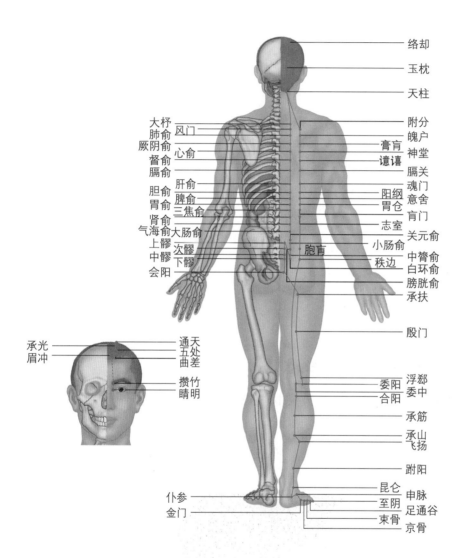

扫一扫◎学课程

足太阳膀胱经

1. 睛明（手足太阳、足阳明、阴跷、阳跷五脉交会穴）

定位：目内眦内上方眶内侧壁凹陷处（闭目，目内眦角上方0.1寸突起处）。

主治：目赤肿痛，迎风流泪，夜盲，视物不清，近视等目疾，以及眩晕。

手法：按。

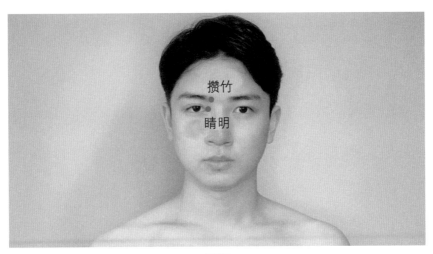

睛明

2. 攒竹

定位：眉头凹陷中，额角切迹处。

主治：目赤肿痛，目视不明，流泪，眼睑瞤动，眼睑下垂，口眼㖞斜等目疾，以及头痛，眉头痛，失眠。

手法：按、揉。

3. 天柱

定位：在项部，斜方肌（大筋）外缘之后发际凹陷中，约在后发际正中旁开 1.3 寸。

主治：头痛，项强，眩晕，目赤肿痛，鼻塞，项背痛。

手法：擦、按、揉。

4. 肺俞（肺的背俞穴）

定位：在背部，第三胸椎棘突下，旁开 1.5 寸。

主治：咳嗽，气喘，咯血，骨蒸潮热，盗汗，鼻疾，皮肤病，项背痛，小儿龟背。

配伍：配风门治咳嗽喘；配合谷、迎香治鼻疾。

手法：擦、按、揉。

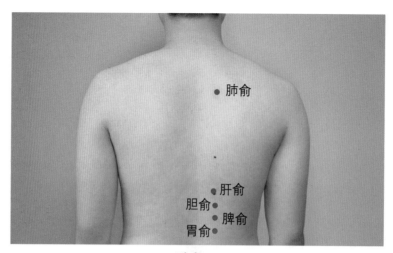

肺俞

5. 肝俞（肝的背俞穴）

定位：第九胸椎棘突下，旁开 1.5 寸。

主治：胁肋痛，目糊。

手法：擦、按、揉。

6. 胆俞（肝的背俞穴）

定位：第十胸椎棘突下，旁开 1.5 寸。

主治：胁肋，口苦，黄疸，目赤，目视不明，夜盲，流泪，吐血，癫狂。

手法：擦、按、揉。

7. 脾俞（脾的背俞穴）

定位：第十一胸椎棘突下，旁开 1.5 寸。

主治：腹胀，呕吐，泄泻，水肿，黄疸，多食善饥，身瘦。

手法：擦、按、揉。

8. 胃俞（胃的背俞穴）

定位：第十二胸椎棘突下，旁开 1.5 寸。

主治：胃痛，呕吐，腹胀，肠鸣，消化不良。

手法：点、按、揉、弹、拨。

9. 肾俞（肾的背俞穴）

定位：在腰部，第二腰椎棘突下，旁开 1.5 寸。

主治：月经不调，带下病，不孕，不育，遗精，阳痿，遗尿，水肿，小便不利，腰腿痛，耳鸣，耳聋，多食善饥，身瘦。

配伍：配太溪、三阴交治月经不调；配翳风、耳门治耳鸣、耳聋。

手法：按、揉。

10. 大肠俞

定位：在腰部，第四腰椎棘突下，旁开 1.5 寸。

主治：便秘，泄泻，腰腿痛，坐骨神经痛，遗尿。

配伍：配肾俞、命门、委中治腰痛、坐骨神经痛。

手法：按、揉。

11. 八髎

定位：第一、二、三、四骶骨孔中。

主治：腰腿痛，泌尿系统疾病。

手法：按、揉、滚、擦。

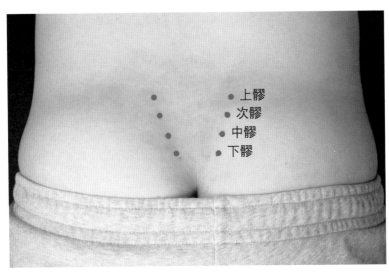

八髎

12. 委中（膀胱下合穴）

定位：在腘横纹中点，股二头肌肌腱与半腱肌肌腱的中点处。

主治：腰痛，下肢痿痹，腹痛，吐泻，小便不利，遗尿，丹毒。

手法：按、揉、擦、拿。

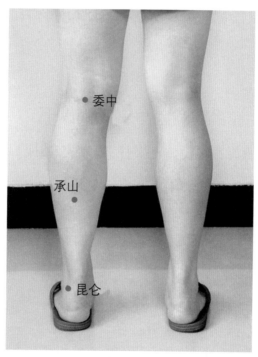

委中

13. 承山

定位：腓肠肌两肌腹之间凹陷顶端处，约在委中与昆仑之中点。

主治：腰背痛，小腿拘急疼痛，痔疾，便秘。

手法：擦、拿。

14. 昆仑

定位：外踝与跟腱之间凹陷中。

主治：头痛，目眩，鼻衄，滞产，癫痫，项强，腰痛，足踝肿痛。

手法：点、按、擦、拨。

15. 至阴

定位：足小趾外侧，趾甲角旁 0.1 寸许。

主治：头痛，鼻衄，目痛，胎位不正，难产，足膝肿痛。

手法：点、掐。

八、足少阴肾经

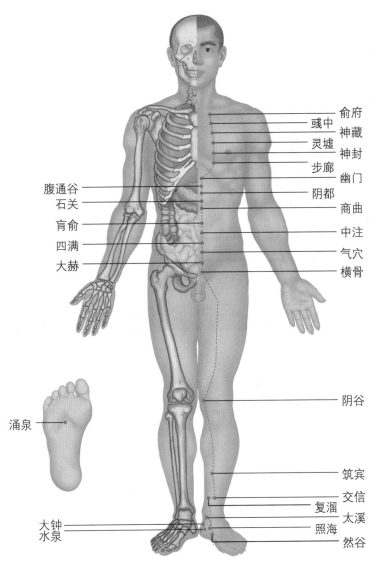

扫一扫◎学课程

俞府
彧中　　神藏
灵墟　　神封
步廊　　幽门
腹通谷　　阴都
石关　　商曲
肓俞　　中注
四满　　气穴
大赫　　横骨

涌泉

阴谷

筑宾
交信
复溜　　太溪
大钟　　照海
水泉　　然谷

足少阴肾经

1. 涌泉（井穴）

定位：在足底部，卷足时足前部凹陷处，约第二、三跖趾缝纹头端与足跟连线的前 1/3 与后 2/3 交点处。足跖趾屈时呈凹陷处。

主治：小儿惊风、癫狂痫、昏厥、中暑等的急救，以及头痛，眩晕，失眠，咽喉肿痛，失音，小便不利，便秘，足心热。

配伍：配然谷治喉痹；配阴陵泉治热病挟脐急痛，胸胁满；配水沟、照海治癫痫；配太冲、百会治头项痛。

手法：按、拿、擦。

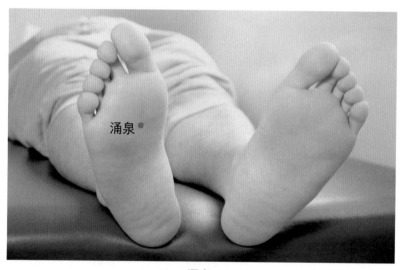

涌泉

2. 太溪（输穴、原穴）

定位：在足内侧，内踝后方，内踝尖与跟腱之间的凹陷处。

主治：头痛，目眩，咽喉肿痛，齿痛，耳聋，耳鸣，月经不调，遗精，阳痿，小便频数，腰痛及下肢厥冷，内踝肿痛，气喘，胸痛，咯血，消渴，失眠，健忘。

配伍：配神门、太冲治失眠；配尺泽、鱼际治咯血；配气海、三阴交治滑精。

手法：点、按。

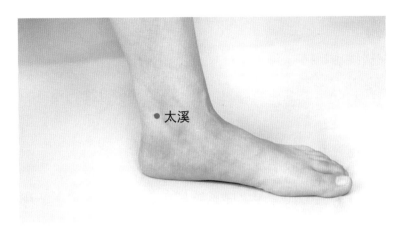

太溪

九、手厥阴心包经

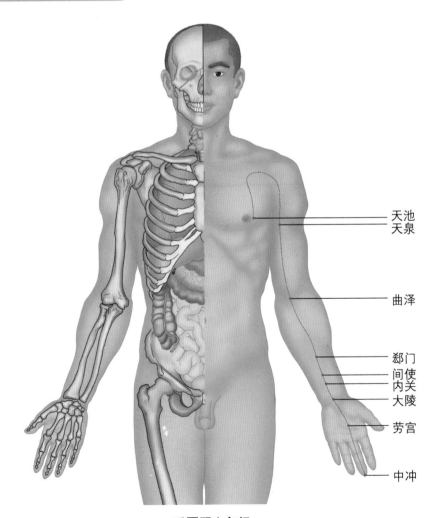

天池
天泉

曲泽

郄门
间使
内关
大陵
劳宫

中冲

手厥阴心包经

1. 曲泽

定位：肘横纹中，肱二头肌肌腱尺侧缘凹陷中。

主治：心痛，心悸，善惊，热病，口干，胃痛，吐血，呕吐，肘臂挛痛。

手法：按、揉、拿。

2. 内关（络穴、八脉交会穴——通阴维脉）

定位：在前臂掌侧，曲泽与大陵的连线上，腕横纹上2寸，掌长肌肌腱与桡侧腕屈肌肌腱之间处。

主治：心痛，心悸，胸痛，胃痛，呕吐，呃逆，失眠，癫狂，痫证，郁证，眩晕，中风，偏瘫，哮喘，偏头痛，热病，产后血晕，肘臂挛痛。

手法：按、揉、拿。

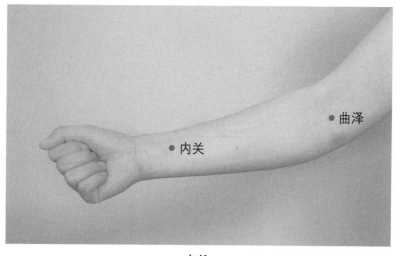

内关

3. 劳宫

定位：手掌心横纹中，第二、三掌骨之间偏于第三掌骨处。

主治：口疮，口臭，口渴，心痛，烦满，热病，癫狂痫，呕吐，吐血，鹅掌风。

手法：按、揉、拿。

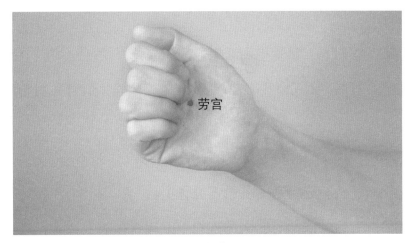

劳宫

十、手少阳三焦经

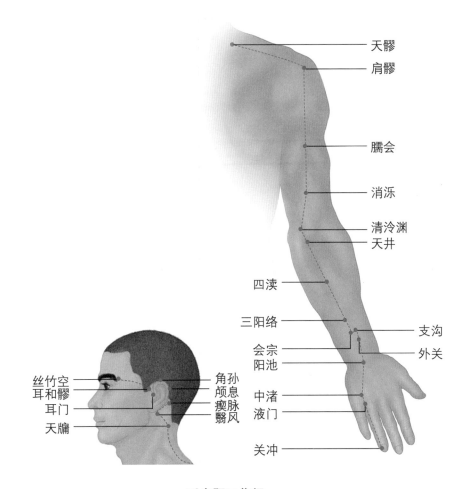

天髎
肩髎
臑会
消泺
清冷渊
天井
四渎
三阳络
会宗
阳池
支沟
外关
中渚
液门
关冲

丝竹空
耳和髎
耳门
天牖
角孙
颅息
瘈脉
翳风

手少阳三焦经

1. 中渚

定位：握拳，第四、五掌骨小头后缘之间凹陷处。

主治：头痛，耳鸣，耳聋，目痛，咽喉肿痛，热病，肩背、肘臂酸痛，掌指屈伸不利。

手法：点、按、揉。

2. 外关（络穴、八脉交会穴——通阳维脉）

定位：在前臂背侧，阳池与肘尖的连线上，腕背横纹上2寸，尺骨与桡骨之间处。与内关内外对称。

主治：热病，头痛，颊痛，耳聋，耳鸣，目赤肿痛，胁痛，肩背痛，肘臂屈伸不利，手指疼痛，手颤。

手法：㨰、按、揉。

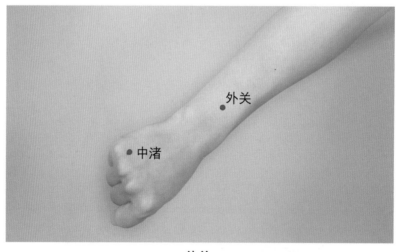

外关

3. 肩髎

定位：肩峰外下方、肩髃后寸许凹陷处。

主治：肩臂酸痛，屈伸不利。

手法：按、揉、拿。

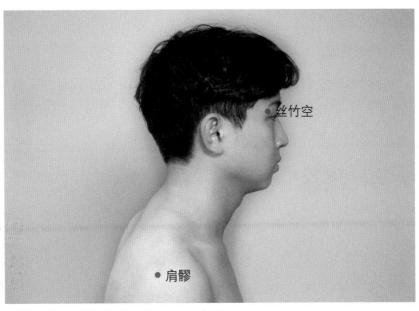

肩髎

4. 翳风（手、足少阳经交会穴）

定位：耳垂后方，平耳垂后下缘的凹陷中。

主治：耳鸣，耳聋，口眼㖞斜，颊肿，口噤，瘰疬。

手法：按、揉。

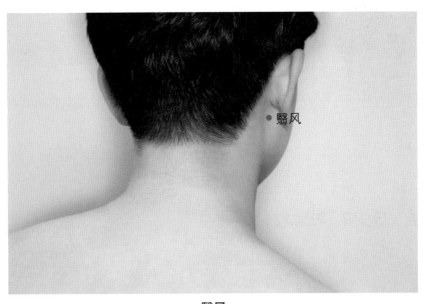

翳风

5.丝竹空

定位：眉梢处凹陷中。

主治：头痛，眩晕，癫痫，目赤肿痛，眼睑瞤动，目上视。

手法：按、揉。

十一、足少阳胆经

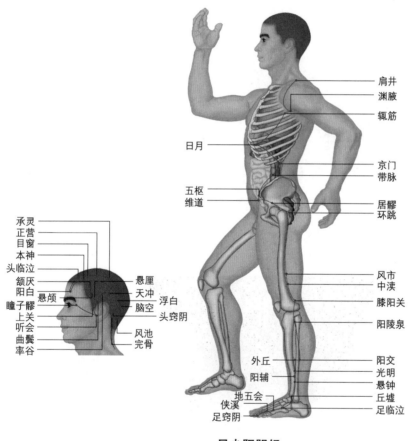

足少阳胆经

1.听会（足少阳、阳维之会）

定位：耳屏切迹前，张开有孔下颌骨髁状突的后缘。

主治：耳疾，牙痛。

手法：按、揉。

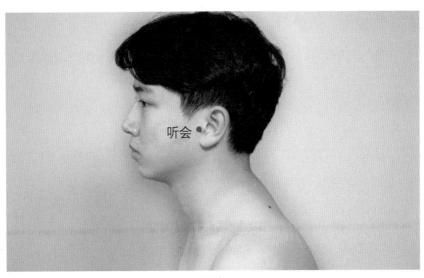

听会

2. 风池

定位：在项部，枕骨之下，与风府相平，胸锁乳突肌与斜方肌之间的凹陷处。

主治：感冒，发热，头痛，项背强痛，眩晕，癫狂痫，目赤肿痛，青盲，鼻渊，鼻衄，鼻衄，瘿气，疟疾。

手法：按、拿。

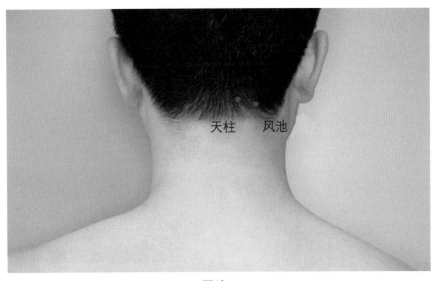

风池

3. 肩井（手少阳、足少阳、足阳明、阳维之会）

定位：正坐、俯伏或俯卧。在肩上，前直乳中，大椎与肩峰端连线的中点上。

主治：头痛，眩晕，颈项强痛，肩背疼痛，上肢不遂，瘰疬，难产，乳痈，乳汁少，胞衣不下。

手法：按、揉。

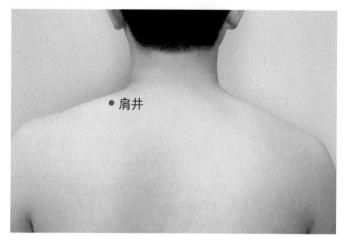

肩井

4. 环跳（足少阳、足太阳之会）

定位：在股外侧部，侧卧屈股，股骨大转子最凸点与骶管裂孔连线的外 1/3 与内 2/3 交点处。

主治：下肢痿痹，半身不遂，遍身风疹，腰腿痛。

手法：按、点、揉。

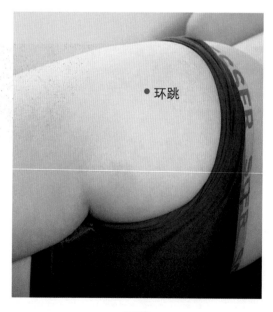

环跳

5. 风市

定位：直立垂手贴于腿外，中指尖下，大腿外侧正中。

主治：下肢痿痹，遍身瘙痒，脚气。

手法：按、点、擦。

6. 阳陵泉（合穴、胆下合穴、八会穴——筋会）

定位：小腿外侧腓骨小头前下方凹陷处。

主治：胁痛，口苦，呕吐，黄疸，下肢痿痹，膝肿痛，筋脉拘挛，下肢瘫痪，小儿惊风。

手法：按、点、擦。

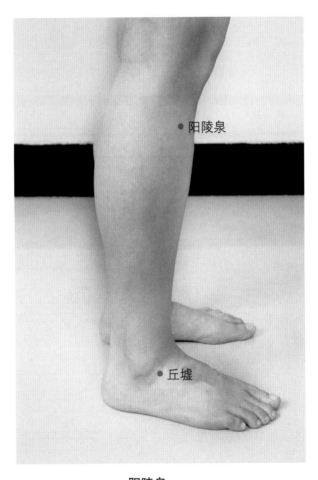

阳陵泉

7.丘墟（原穴）

定位：外踝前下方，趾长伸肌肌腱外侧凹陷中（第二至五趾抗阻力伸展，可显现趾长伸肌肌腱）。

主治：踝关节疼痛，小腿酸痛，胸胁痛，目视不明，目翳，疟疾。

手法：按、点、拿。

十二、足厥阴肝经

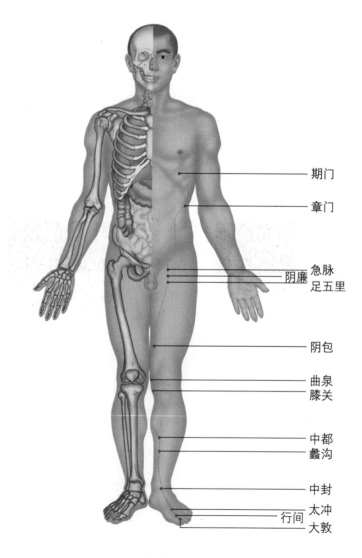

期门

章门

阴廉 急脉
足五里

阴包

曲泉
膝关

中都
蠡沟

中封
行间 太冲
大敦

足厥阴肝经

1. 行间（荥穴）

定位：足背第一、二趾间，趾蹼缘后方赤白肉际处。

主治：头痛，脚膝肿痛，疝气，月经不调，目赤肿痛，中风。

手法：按、揉、拿。

2. 太冲（输穴、原穴）

定位：在足背侧，第一、二跖骨结合部之前凹陷中。

主治：头痛，眩晕，疝气，月经不调，癃闭，遗尿，小儿惊风，癫狂，痫证，胁痛，腹胀，黄疸，呕逆，咽痛嗌干，目赤肿痛，膝股内侧痛，足跗肿，下肢痿痹。

手法：按、揉、拿。

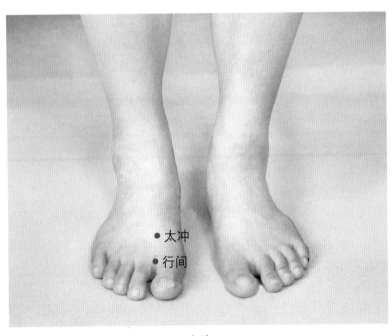

太冲

3. 章门（脾募穴，脏会，足厥阴、足少阳经交会穴）

定位：仰卧。在侧腹部，第十一肋游离端的下方。把手贴在脸上，约在肘尖位置。

主治：腹胀，泄泻，痞块，胁痛，黄疸。

手法：按、揉、摩。

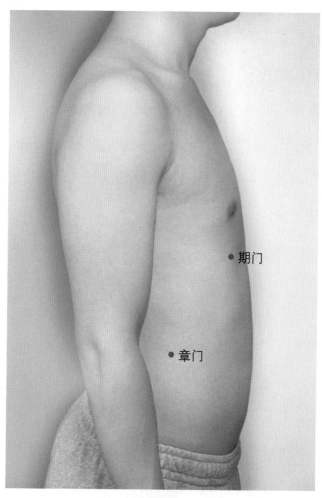

章门

4. 期门（肝募穴，足厥阴经、足太阴经、阴维脉交会穴）

定位：乳头直下，第六肋间隙。

主治：胸胁痛，气喘，呃逆，呕吐，腹胀，泄泻，乳痈。

手法：按、揉、摩。

十三、督脉

扫一扫◎学课程

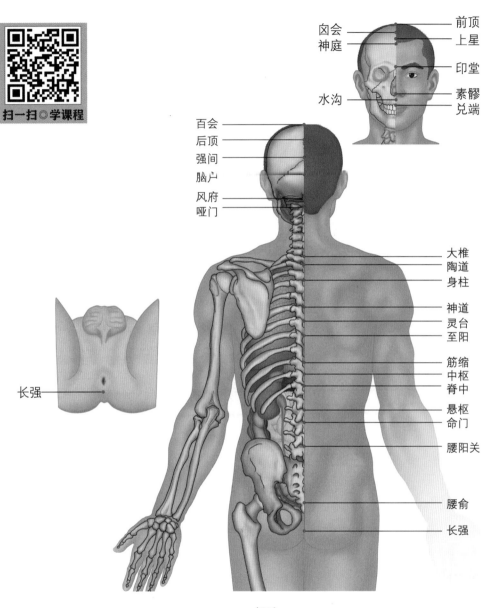

督脉

1. 命门

定位：在腰部，后正中线上，第二腰椎棘突下凹陷中。

主治：虚损腰痛，脊强反折，遗尿，尿频，泄泻，遗精，白浊，阳痿，早泄，赤白带下，屡胎坠，五劳七伤，头晕耳鸣，癫痫，惊恐，手足逆冷，泄泻。

手法：擦、按、揉、擦。

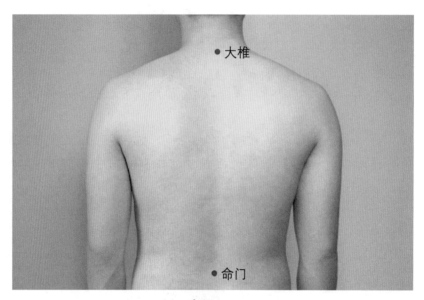

命门

2. 大椎（督脉、手足三阳经交会穴）

定位：后正中线上第七颈椎棘突下凹陷中。

主治：外感热病，风疹，疟疾，咳嗽，气喘，骨蒸盗汗，头项强痛，肩背痛，癫狂痫。

手法：按、揉。

3. 风府（督脉、阳维脉交会穴）

定位：后发际正中直上 1 寸。

主治：头痛，眩晕，癫狂，咽喉肿痛，鼻衄，中风，舌强不语，脊痛，颈项强痛。

手法：点、按、揉。

4.百会（督脉、足太阳经交会穴）

定位：在头部，当前发际正中直上5寸，或两耳尖连线中点处。

主治：头痛，眩晕，晕厥，中风不语，偏瘫，癫狂痫，不寐，脱肛，阴挺。

手法：按、揉。

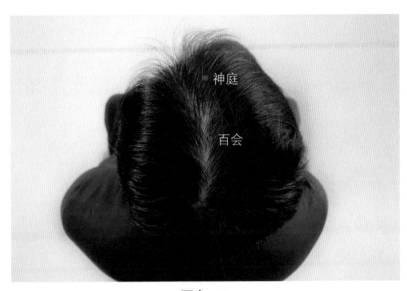

百会

5.神庭（督脉、足太阳经、足阳明经交会穴）

定位：前发际正中直上0.5寸。

主治：头痛，眩晕，癫狂痫，鼻渊，呕吐。

手法：按、抹。

6.水沟（督脉、手阳明经、足阳明经交会穴）

定位：在面部，人中沟的上1/3与中1/3交点处。

主治：昏迷，晕厥，中暑，小儿惊风，牙关紧闭，癫狂痫。该穴为急救要穴。还可治疗面瘫，面肿，腰脊强痛。

手法：掐。

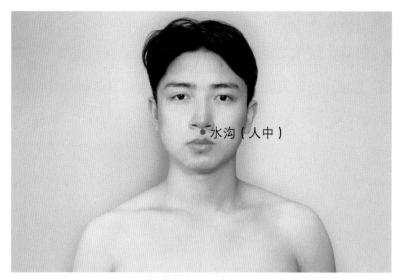

水沟

7.印堂

定位：在额部，两眉头中间凹陷处。

主治：头痛，头晕，鼻渊，鼻衄，目赤肿痛，颜面疔疮，小儿惊风，失眠。

手法：抹、按、揉。

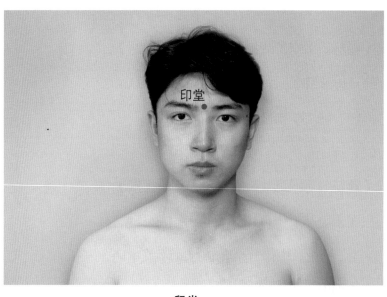

印堂

十四、任脉

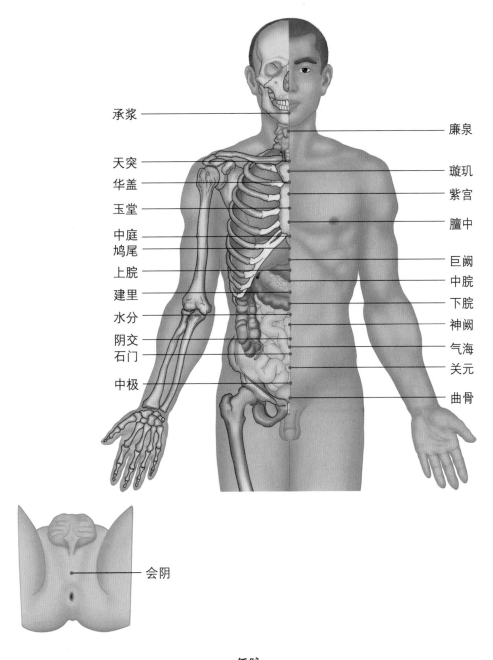

承浆
天突
华盖
玉堂
中庭
鸠尾
上脘
建里
水分
阴交
石门
中极

廉泉
璇玑
紫宫
膻中
巨阙
中脘
下脘
神阙
气海
关元
曲骨

会阴

任脉

1. 中极（膀胱募穴，任脉、足三阴经交会穴）

定位：在下腹部，前正中线上，脐中下4寸。

主治：小便不利，遗溺不禁，阳痿，早泄，遗精，白浊，疝气偏坠，积聚疼痛，月经不调，阴痛，阴痒，痛经，带下病，崩漏，阴挺，产后恶露不止，胞衣不下，水肿。以治泌尿系统病变为主。

手法：按、揉、抹。

2. 关元（小肠募穴，任脉、足三阴经交会穴）

定位：在下腹部，前正中线上，脐中下3寸。

主治：中风脱证，虚劳冷惫，羸瘦无力，少腹疼痛，霍乱吐泻，痢疾，脱肛，疝气，便血，溺血，小便不利，尿频，尿闭，遗精，白浊，阳痿，早泄，月经不调，经闭，经痛，赤白带下，阴挺，崩漏，阴门瘙痒，恶露不止，胞衣不下，消渴，眩晕。还有强壮作用，为保健的要穴。

手法：按、揉、抹。

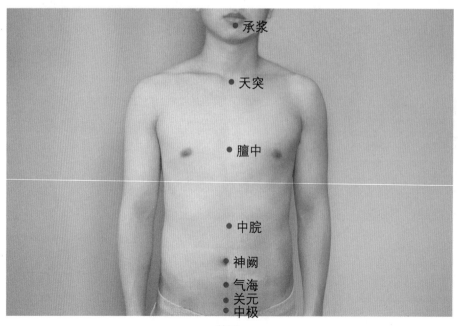

关元

3. 气海（肓之原）

定位：在下腹部，前正中线上，脐中下 1.5 寸。

主治：腹痛，泄泻，便秘，遗尿，小便不利，尿频，尿闭，疝气，遗精，阳痿，月经不调，经闭，崩漏，虚脱，形体羸瘦。还有强壮作用，为保健的要穴。

手法：揉、抹。

4. 神阙

定位：在下腹部，脐中。

主治：腹痛，泄泻，脱肛，水肿，中风脱证。该穴为保健的要穴。

手法：按、抹。

5. 中脘（胃募穴，八会穴之腑会，任脉、手太阳经、手少阳经、足阳明经交会穴）

定位：在上腹部，前正中线上，脐中上 4 寸。脐与剑突中点。

主治：胃痛，呕吐，吞酸，呃逆，腹胀，腹泻，黄疸，癫狂。

手法：按、揉、抹。

6. 膻中（心包募穴，八会穴之气会）

定位：在胸部，前正中线上，第四肋间，两乳头中点。

主治：咳嗽，气喘，胸痛，心痛，产后乳少，呕吐，噎膈。

手法：按、抹。

7. 天突

定位：在颈前区，胸骨上窝正中。

主治：咳嗽，气喘，咳痰不畅，咯血，噎膈。

手法：按。

8. 承浆

定位：在面部，颏唇沟的中点。

主治：龈肿，齿痛，口眼㖞斜、面部美容。

手法：抹、按、揉。

十五、奇穴

1. 太阳

定位：在颞部，眉梢与目外眦之间，向后约一横指凹陷中。

主治：偏正头痛、齿痛、面痛、目赤肿痛、目眩、目涩、口眼㖞斜。

手法：抹、按、揉。

扫一扫◎学课程

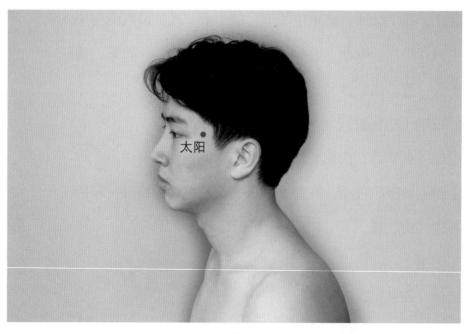

太阳

2. 耳尖

定位：在外耳轮最高点。

主治：目赤肿痛，目翳，睑腺炎，咽喉肿痛。

手法：点、按、揉。

3. 定喘

定位：大椎穴旁 0.5 寸。

主治：哮喘，咳嗽，落枕，肩背痛，上肢疼痛不举，荨麻疹。

手法：点、按、揉。

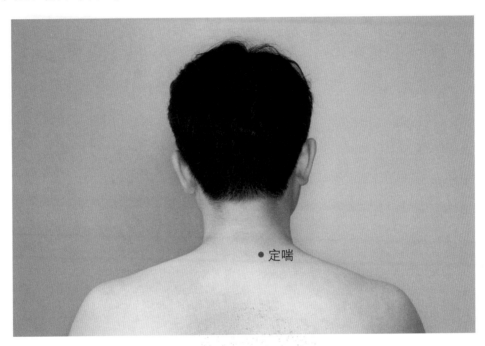

定喘

4. 夹脊

定位：第一胸椎至第五腰椎棘突下两侧，后正中线旁开 0.5 寸。

主治：上胸部穴位主治心、肺、胸及上肢的疾病；下胸部穴位主治胃、肠、脾、肝、胆疾病；腰部穴位主治腰、骶、小腹、下肢疼痛疾病。

手法：点、按、揉。

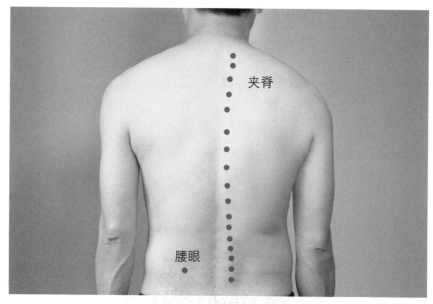

夹脊

5. 安眠

定位：在翳风与风池连线之中点处。

主治：失眠，心悸，烦躁，癫痫，头痛，眩晕。

手法：点、按、揉。

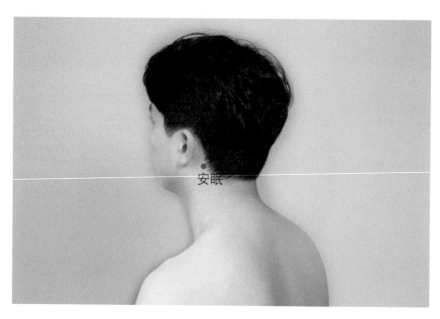

安眠

6. 腰痛点

定位：在手背，第二、三掌骨及第四、五掌骨之间，当腕横纹与掌指关节中点处，一侧两穴。

主治：急性腰扭伤，头痛，手背红肿疼痛，小儿急、慢性惊风。

手法：点、按、揉。

7. 落枕（外劳宫）

定位：在手背，第二、三掌骨之间，掌指关节后 0.5 寸。

主治：落枕，手背肿痛，手指麻木，五指屈伸不利。

手法：点、按、揉。

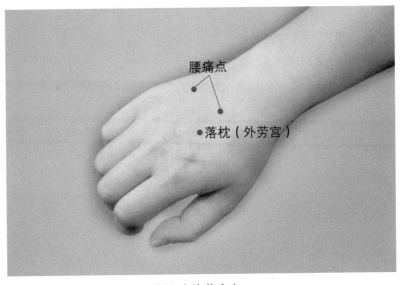

落枕（外劳宫）

8. 胆囊

定位：阳陵泉直下 2 寸。

主治：胁痛，胆囊疾患。

手法：点、按、揉。

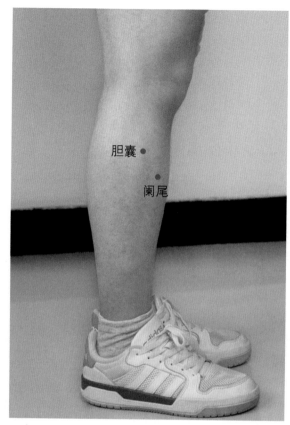

胆囊

9. 阑尾

定位：犊鼻穴下 5 寸，胫骨前缘旁开一横指处。

主治：急、慢性阑尾炎，胃脘疼痛，纳呆，下肢痿痹。

手法：点、按、揉。

10. 腰眼

定位：第四腰椎棘突下，旁开 3.5 寸。

主治：腰扭伤，腰背酸痛，尿频，月经不调，带下病。

手法：点、按、揉。

11. 十宣

定位：手十指尖端，距指甲约 0.1 寸，左右共 10 穴。

主治：高热，中暑，昏迷，晕厥，癫痫。

手法：掐。

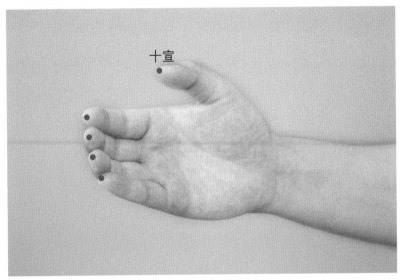

十宣

12. 桥弓

定位：耳垂后下缘的凹陷（翳风）至锁骨上窝中央（缺盆）的连线处。

扫一扫◎学课程

主治：高血压，咽喉疾病。

手法：推桥弓时应拇指着力，压力适中，由翳风单方向推至缺盆，两侧交替，大约1分钟，每日1～2次。不宜晚上进行。只能单侧进行，切不可两侧同时按摩，以免使血压降得太快而发生意外。按摩的手法要求尽量柔和、均匀、有力、深透。

【复习思考题】

（1）现代临床常用的腧穴定位与取穴方法有哪些？

（2）试述腧穴的分类。

（3）简述十二经脉的走向和交接规律。

（4）试述足三里、合谷、三阴交、中脘、大椎、关元、涌泉、肾俞、内关等穴位的定位及主治。

第二部分

治疗篇

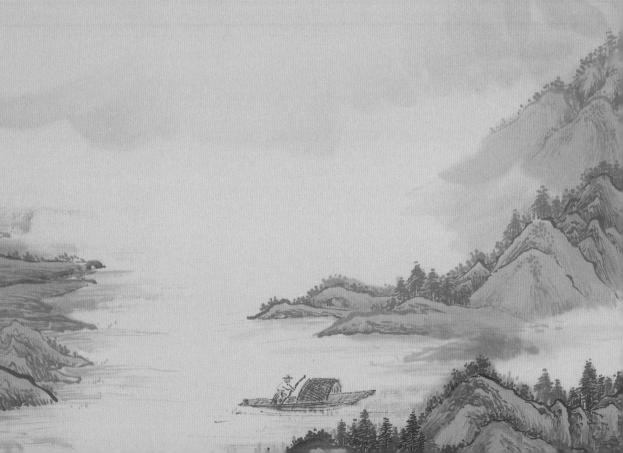

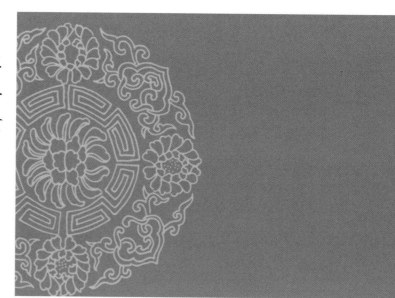

第一章
常见病按摩疗法

【内容摘要】

本章节主要介绍中老年人常见病、多发病的按摩疗法，以自我按摩为主，着重介绍中老年人常见病、多发病的定义、病因病机、临床表现及按摩疗法，并附有注意事项。

【学习目标】

（1）掌握常见病、多发病的按摩操作。

（2）熟悉常见病、多发病的定义、临床表现及注意事项。

（3）了解常见病、多发病的病因病机。

LAOZHEN

落 枕

落枕，又称"失枕"，是颈部常见疾患。患者通常在睡前无明显症状，晨起时出现急性颈部肌肉痉挛、斜颈、酸胀、疼痛，颈肩活动受限等症状。轻者1周可自愈，重者延至数周不愈。成年人落枕若经常发作，可能是颈椎病先兆。

◎病因病机

（1）睡眠姿势不良：睡眠姿势不良是造成本病的主要原因，睡眠时枕头过高、过低或过硬，或者床面过软，使头部在睡眠时处于过度伸展或过度屈曲的状态，导致颈部肌肉被牵拉导致劳损。

（2）寒凉所致：部分患者夜眠时肩部暴露，颈肩部当风，感受风寒，气血凝滞，经络痹阻所致。

◎临床表现

晨起时一侧或两侧颈肩部肌肉痉挛、僵硬、疼痛，活动受限明显，转侧不利。

◎治 疗

舒筋通络，活血止痛，理筋整复。

手法：㨰、拿、捏、摇、点、按、揉等。

穴位：风池、风府、天宗、肩井、合谷、外关、后溪等。

◎操 作

（1）拿、捏、揉患侧2~3分钟，㨰颈项及肩背部2~3分钟。

（2）点按肩井、风池、合谷、外关、后溪，点按时配合颈部运动5分钟。

（3）拇指弹拨肌肉条索状痉挛点1分钟。

（4）拿、揉患侧颈部肌肉及肩井、天宗，叩击肩背部 2 分钟。

（5）擦颈项，透热为度，改善肩部血液循环。

（6）可使用生物陶瓷袋或热水袋热敷患侧颈肩部。

注意事项

（1）严重者，如伴有手麻、头晕、双下肢无力等症状，应尽快至医疗机构就诊。

（2）颈部按摩后注意休息、保暖、避风寒，不宜高枕。

（3）疼痛甚者（头部不敢转动者），先按揉天宗 2~3 分钟，并嘱患者轻缓转动颈项，当疼痛稍减后，再用上法治疗，也可以按压落枕处治疗。

JINGZHUIBING

颈椎病

颈椎病是中老年人的常见病、多发病，除颈项部紧张外，还会产生头痛、头晕、上肢疼痛麻木、脚踩棉花感等综合症状。多见于有长期伏案工作史的患者，如教师、会计、绘图工作者等。

◎病因病机

颈椎病的发病不仅与外在因素相关，内在因素同样会导致颈椎病的发病。颈椎病的外在病因主要有饮食失调、起居失常、外感风寒湿邪等，而内在因素多与久病劳损，耗伤脏腑经络气血有关。

从脏腑功能方面看，颈椎病的发病与肝、脾、肾三脏关系密切。肝主筋，肝脏功能异常可导致全身功能障碍，筋骨失约而出现项强、项痹等；脾主肌肉，脾气受损则肌肉不荣，不能濡养四肢，则出现肌肉酸痛等；肾藏精而生髓填骨，肾气不足则精不布，而出现关节退化、骨质疏松等。

◎临床表现

（1）痹痛型颈椎病：临床表现为颈部疼痛，上肢放射痛，颈部活动受限。

（2）眩晕型颈椎病：临床表现为头晕目眩，头昏，头痛，耳鸣，颈部活动受限，尤不能旋转，甚至可出现猝倒。

（3）瘫痪型颈椎病：临床表现为下肢麻力、无力，腿发软，易跌倒，行走不便，有踏棉花感，甚至可出现大小便障碍。患者常有头颈疼痛等。

（4）混合型：具有以上两种或多种症状。

◎治　疗

舒筋通络，活血祛瘀。

手法：以牵引手法为主，按压为辅，多采用按、揉、拿、拨、伸、搓、擦等手法。

穴位：风池、肩井、天宗、肩髃、曲池、手三里、内关等。

◎操　作

（1）拿、捏、揉颈项及肩背部 2~3 分钟。

（2）点按风池、肩井、肩髃、肩中俞等每个穴位 1~2 分钟。

（3）按揉项背部由上而下 5 次。

（4）擦颈肩部、上肢部肌肉 5~10 分钟。

（5）擦颈项，透热为度，配合局部热敷。

注意事项	（1）选用合适的枕头，不宜用高枕，不宜睡过软的床垫。 （2）颈部保暖，避风寒。 （3）及时局部热敷或外敷药膏，严重时遵医嘱使用颈托或行家庭牵引。 （4）加强功能锻炼，增强体质。 （5）纠正不良的姿势及习惯，不宜保持同一姿势的时间过久，避免不良姿势习惯。

肩关节周围炎

JIANGUANJIEZHOUWEIYAN

肩关节周围炎，又称"五十肩""漏肩风""冻结肩"，是指肩关节囊和关节周围软组织广泛性无菌性炎症，以肩部疼痛、活动障碍及肌肉萎缩为主要临床表现，本病好发年龄为 50 岁左右，多见于体力劳动者。

◎病因病机

本病多因外感风寒湿邪，血脉痹阻不通，气血亏虚，血不养筋，慢性劳损，外伤受挫等，导致气血不通，不通则痛。

◎临床表现

（1）疼痛：早期肩周疼痛可表现为酸痛、胀痛、刺痛，夜间为甚，呈阵发性，常因气候变化及劳累而诱发，之后逐渐发展到持续性疼痛，并逐渐加重，表现为肩周压痛、肩牵拉痛。

（2）功能活动受限：肩关节各方向的主动和被动活动均受限，影响日常生活，难以完成洗脸、穿衣、脱衣等动作，可出现典型的"扛肩"现象。

（3）肌肉萎缩：后期多出现失用性肌肉萎缩。

X 线或 MRI 等检查可以排除骨折、肩袖损伤等，应与冈上肌肌腱炎、肩峰下滑囊炎等疾病相鉴别。

◎治　疗

活血化瘀，活利关节。

手法：点、按、揉、拿、摇、抖、搓等。

穴位：合谷、手三里、曲池、肩髃、肩贞、肩井、天宗等。

◎操 作

（1）点按合谷、曲池、手三里、肩井、肩贞、肩髎、天宗等，按揉肩背部 3~5 分钟。

（2）搂、擦肩外侧、内侧、腋后部。

（3）捏拿肩部，从上而下，配合肩部运动。

（4）摇肩关节，配合抖、搓肩部。

（5）拍击肩部，擦肩，擦热为度。

注意事项	（1）在日常生活中注意肩部保暖，避免受到冷风刺激。 （2）避免剧烈运动，纠正不良姿势。 （3）合理进行功能锻炼。

◎锻炼方法

（1）弯腰晃肩法：弯腰伸臂，做肩关节环转运动，动作幅度由小到大，速度由慢到快。

（2）手指爬墙活动：面对墙壁，用双手或单手沿墙壁缓慢向上爬动，使上肢尽量高举，然后再缓缓向下回到原处，反复数次。

（3）体后拉手：双手向后，由健侧手拉住患侧腕部，渐渐向上拉动，反复进行。

（4）外旋锻炼：背靠墙而立，握拳屈肘，手臂外旋，尽量使拳背碰到墙壁，反复数次。

（5）交叉运动：双手在颈后部交叉，肩关节尽量内收及外展，反复数次。

（6）甩手锻炼：患者站立位，做肩关节前屈、后伸，以及内收、外展运动，动作幅度由小到大，反复进行。

注意不要强行锻炼，要量力而行。切不可操之过急！

JIANQIAOYAN

腱鞘炎

腱鞘就是套在肌腱外面的双层套管样密闭的滑膜管，是保护肌腱的滑液鞘。肌腱长期过度摩擦，即可发生肌腱和腱鞘的损伤性炎症，引起肿胀，发展为腱鞘炎，多见于中老年劳动者，好发于手部和腕部。

◎病因病机

中医认为腱鞘炎是局部劳作过度，积劳伤筋，或卫外不固，腠理空虚，风、寒、湿、瘀等邪气趁虚侵袭，痹阻筋脉，而致经络不通，气血不能濡养，产生疼痛。

◎临床表现

（1）桡骨茎突狭窄性腱鞘炎：表现特征是腕关节桡侧疼痛，并与拇指活动有密切关系。

（2）屈指肌腱狭窄性腱鞘炎：常发生在拇、中、环指，在手指屈伸时产生弹响、疼痛，故又称"扳机指"。

（3）尺侧腕伸肌腱鞘炎：在腕部活动度过大时，因反复牵拉或扭伤，可诱发腕关节尺侧疼痛，尤其在用力时，腕部会酸痛无力。

X线检查无异常。

◎治　疗

舒筋活血。

手法：点、按、推、揉、弹拨、擦等。

穴位：曲池、手三里、列缺、合谷、外关、阳溪、阿是穴等。

（1）按揉列缺、外关、手三里、合谷、阳溪各 2 分钟。

（2）由轻到重横向推揉、弹拨痛点 20 次。

（3）拔伸并摇转腕关节。

（4）擦患部，擦热为度，配合热敷。

注意事项

（1）要注意局部保暖，劳逸适度。

（2）操作时，刺激量不宜过大。

（3）施用擦法时应涂润滑剂，防止皮肤破损。

YAOTUITONG

腰腿痛

腰腿痛是临床上常见的一组综合征，可由多种原因引起，如腰椎间盘突出、椎管狭窄、椎管内肿瘤、腰肌劳损、腰椎骨质增生、急性腰扭伤、梨状肌综合征、棘上棘间韧带扭伤、腰韧带损伤。因此，发生腰腿痛的患者最好及时去医院就诊，明确导致出现腰腿痛的病因。

◎病因病机

寒湿、肾虚、外伤等均可引起腰腿痛。本病的病位在腰部和腿部的经筋，与督脉、足太阳膀胱经、足少阳胆经关系密切。基本病机为气血不通，不通则痛。

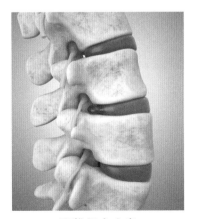

腰椎间盘突出

◎临床表现

各种原因引起腰腿痛，临床表现上略有不同。在鉴别诊断方面，本病的重点是对引起腰腿痛的原发病因进行鉴别与诊断。

（1）急性腰扭伤：多有明显的腰部闪转扭伤史，伤后立刻出现腰痛，活动受限，腰部有明显压痛点，体位不能自如转换，疼痛为痉挛性疼痛，X线片无异常。

（2）腰肌劳损：多为慢性腰痛，在疲劳状态下发病，与气候变化有关，疼痛多为酸胀性，休息后可以缓解，X线片可无异常。

（3）腰椎间盘突出症：腰部多有损伤史，伴下肢放射性疼痛，症状时轻时重，活动受限，咳嗽、喷嚏、弯腰可加重症状，休息后疼痛缓解，棘突间或棘旁有明显压痛，"直腿抬高试验"阳性，并有相应的神经根支配区域感觉及运动障碍，X线片或腰椎MRI可协助确诊。

（4）腰椎管狭窄症：腰痛反复发作，下肢麻木行走无力，间歇性跛行，X线片或腰椎CT、MRI可见椎间隙变窄，椎管内径变窄。

（5）第三腰椎横突综合征：多有扭伤或劳损史，第三腰椎横突处明显压痛并向下腰及臀部放射，第三腰椎横突附近可触及条索状或结节状物。

常规X线片检查有助于了解腰椎整体的结构，腰椎CT或MRI检查有助于腰椎管狭窄症和腰椎间盘突出症的诊断。

◎治　疗

舒筋活血，通经活络，解痉止痛。

手法：按揉、弹拨、点、拍、擦等。

穴位：大肠俞、肾俞、八髎、秩边、委中、承山、腰阳关、关元俞、风市、后溪、环跳等。

◎操 作

（1）先用手掌按揉腰部，用力由轻到重，约2分钟。

（2）用前臂㨰法沿两侧膀胱经由上而下，3分钟。

（3）用双手拇指按揉腰部两侧肾俞、腰阳关、大肠俞、八髎等穴，感到酸胀为度，约5分钟。

（4）点压、弹拨痛点及肌痉挛处，反复3~5遍，约2分钟，以达到提高痛阈、松解粘连、解痉止痛的目的。

（5）用㨰、揉法在腰臀及大腿后外侧依次施术，反复3~5遍，并点按委中、承山等穴，约5分钟。

（6）用小鱼际直擦腰背两侧膀胱经，横擦腰骶部，以感到温热为度。最后五指并拢，腕部放松，有节律地叩打腰背及下肢膀胱经部位，用力由轻到重，约3分钟。

注意事项	（1）防止风寒、潮湿的侵袭：人们在平常的生活中，会受各种天气影响，而导致腰腿痛的发生。为此，在生活的起居、工作学习的环境中要保持干燥，要特别注意在淋雨后及时更换衣服，剧烈活动和出汗后不要立即冲冷水澡，这些都可以起到预防和治疗腰腿痛的双重作用。 （2）使用硬板软垫床：床铺的合适与否直接影响人们的健康。硬板床睡上去不舒适；软床睡上去又容易引发脊柱的变形，时间久了就会出现腰腿痛的症状。因此，在木板床上加上一个5~10厘米厚的床垫最为适宜。 （3）采用正确的生活及工作姿势：随着社会的发展，人们的生活方式也随之改变。正确的生活及工作姿势不仅可以事半功倍，还可以减少人体骨关节、肌肉、韧带的磨损，又可避免不良姿势造成的

各种损伤。人们在平常的工作学习和生活环境中应该防止长时间保持一个姿势，纠正不良姿势或防止劳累过度，特别是腰部的超负荷使用必然会造成腰部肌肉、韧带和关节等的损伤而出现腰痛、腿痛。

（4）防止过劳：腰部作为人体运动的中心，过度劳累必然造成损伤而出现腰痛，因此，在各项工作或劳动中注意劳逸结合。

（5）注意减肥：控制体重，身体过于肥胖，必然给腰部带来额外负担，特别是中年人和妇女产后，为易于发胖的时期，需节制饮食、加强锻炼。

TUIXINGXINGXIGUANJIEYAN

退行性膝关节炎

退行性膝关节炎又称增生性膝关节炎、肥大性膝关节炎、老年性膝关节炎，指膝关节骨质增生、半月板退变、脂肪垫退变增生等原因造成的以膝关节疼痛、屈利不伸为主的病证。临床上以中老年人发病多见，女性多于男性。

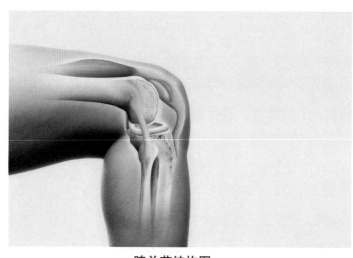

膝关节结构图

◎病因病机

中医认为本病一是因为慢性劳损、感受风寒外邪或轻微外伤导致的气血瘀阻，血脉凝涩不得宣通，二是由于人过中年，肾气渐亏，气血不足导致的筋骨失养。

◎临床表现

（1）膝痛，发病缓慢。

（2）初起时疼痛为间歇性，后为持续性。活动时加重，尤以上、下楼梯或久坐起立时痛。

（3）膝关节无力或伴打软。

（4）局部肿胀、压痛。

（5）X 线提示骨质增生等。

◎治　疗

舒筋利膝

手法：按揉、拍、弹拨、擦、捏、拿、擦等。

穴位：梁丘、血海、内外膝眼、足三里、委中、承山等。

◎操　作

（1）指揉梁丘、血海、内外膝眼、足三里各 1 分钟。

（2）掌揉髌骨 2 分钟，弹拨腘窝后二侧筋腱 20 次，并捏拿髌骨。

（3）擦髌骨上部、大腿后侧、腘窝及小腿后侧约 5 分钟，并按揉委中、承山。

（4）拍膝关节二侧各 2 分钟。

（5）摇膝关节 3 分钟。

（6）轻轻擦热痛处，以透热为度，配合局部热敷。

注意事项	（1）膝关节肿痛严重，应予休息。 （2）避免膝关节过度活动，以减轻膝关节的负荷。 （3）肥胖患者应注意减重，以减轻对膝关节的压力。 （4）平时坚持每日做膝关节的主动屈伸和旋转活动。

HUAIGUANJIENIUSHANG

踝关节扭伤

踝关节扭伤是临床常见的疾病，在关节及韧带损伤中发病率最高。踝关节是人体距离地面最近的负重关节，也就是说踝关节是全身负重最大的关节。

◎病因病机

踝关节扭伤多因在不平的路面行走、跑步、跳跃或下楼梯时，足部受力不均，而致踝关节突然向内或向外翻转，引起踝部筋脉受损，以致经络不通，经气运行受阻，瘀血壅滞局部而成。

◎临床表现

踝关节扭伤的临床表现包括伤后即出现扭伤部位的疼痛和肿胀，随后出现皮肤瘀斑。严重者因为患足疼痛肿胀而不能活动。

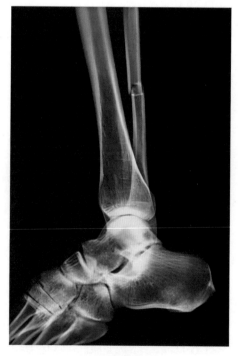

踝关节影像图

外踝扭伤时，患者在尝试行足内翻时疼痛症状会加剧；内侧三角韧带损伤时，患者在尝试行足外翻时疼痛症状会加剧。经休息后，疼痛和肿胀可消失，后期可能会出现因韧带松弛导致的踝关节不稳，反复扭伤。

初次扭伤患者症状往往比较严重，出现踝关节疼痛肿胀，在扭伤时会有踝关节脱位感，踝关节轻度内翻，于踝关节韧带损伤处可出现明显的压痛点。急性损伤因伤处疼痛肿胀，查体不易完成。经止痛后可查出"抽屉试验"阳性，"内翻应力试验"阳性等。检查时，须与对侧正常关节进行对比，防止因先天性关节松弛导致误判。慢性损伤或反复扭伤的患者症状相对较轻，"抽屉试验"和"内翻应力试验"更易引出阳性体征。

影像学检查：首先应拍摄踝关节正位、侧位 X 线片排除是否有踝关节骨折。随后可进行 MRI 检查，进一步确定韧带损伤的情况，并知晓关节囊及关节软骨损伤的情况。

根据体征和影像学检查确定踝关节扭伤的部位及严重程度。

◎治 疗

疏通经络，活血消肿止痛。

手法：按揉、推、擦、拿、点等。

穴位：丘墟、昆仑、太溪、解溪、足三里、阳陵泉等。

◎操 作

（1）用拇指轻轻按揉踝部痛点 2 分钟。

（2）按丘墟、太溪、解溪、昆仑等穴各 1 分钟。

（3）推足趾经足背至踝关节内外侧 5 遍。

（4）推踝关节内外侧至阴陵泉、阳陵泉处 5 遍。

（5）点按合谷配合踝部活动。

（6）拔伸踝关节，并作小幅度内外旋转。

（7）急性期宜抬高踝关节制动。

注意事项

（1）平常选择合适的鞋子，注意走路、跑步姿势。

（2）运动前要先活动关节，做好热身准备。

（3）加强小腿部肌肉的练习。

（4）对踝关节扭伤严重者，应到医院拍摄 X 线片检查，以排除骨折和脱位，如发现骨折应立即请骨科医生处理。

（5）在踝关节扭伤的急性期，手法要轻柔和缓，以免加重损伤，同时不要热敷。

（6）在踝关节扭伤的缓解期，如出现踝关节局部的酸痛，可以通过热敷、泡脚等缓解疲劳或通过艾灸涌泉、解溪、昆仑、太溪等穴活血通络。

ZUGENTONG

足跟痛

足跟痛是临床上常见的一个症状，多见于中老年人。许多疾病可引起足跟疼痛，多由足跟骨、软组织疾病引起。常见于跟骨滑囊炎、足底筋膜炎、足底长韧带损伤、跟骨骨骺炎、跟骨脂肪垫炎、跟骨骨刺、痛风等疾病。较肥胖的中年妇女、喜爱运动者足跟痛发生的情形较多。

◎病因病机

中医认为肝主筋，肾主骨，人过中年以后多由肝肾不足，筋骨失养，或慢性劳损，风湿痹阻，气血不通而致足跟痛。

◎临床表现

老年人足跟脂肪纤维垫常有不同程度的萎缩变薄，因而在站立或行走时会引起足跟痛，老年人骨刺和滑膜炎引起的足跟痛表现为休息痛。有的患者会出现踝关节活动受限不能行。长期足跟痛会导致踝关节活动功能变差，有可能出现局部肌肉失用性萎缩。

◎治　疗

活血通络。

手法：按揉、拿捏、弹拨、击。

穴位：太溪、昆仑、阿是穴等。

◎操　作

（1）捏拿小腿：俯卧位，操作者反复捏拿小腿肌肉 1~2 分钟。

（2）拿跟腱：用拇指、食指捏拿跟腱处的太溪、昆仑 1~2 分钟。

（3）按揉痛点：用拇指找出痛点，然后由轻到重按揉 1~2 分钟。

（4）弹拨痛点：弹拨痛点 20 次左右。

（5）击打痛点：用掌根击打足跟痛点，由轻到重，约 10 次左右。

注意事项	（1）避免长时间的站立、行走或者奔跑，防止因足跟劳损出现足跟痛的症状。 （2）宜穿柔软舒适的软垫鞋，不宜穿高跟鞋。 （3）可以每天用热水泡脚。

WEIWANTONG

胃脘痛

胃脘痛是以上腹部近心窝处经常发生的疼痛为主证，并伴有嗳气、呕吐等症状。因胃脘部接近心窝，所以在历代中医文献中又称"心痛""胃心痛""心腹痛""心下痛"等。胃脘痛是临床常见症状，多见于急、慢性胃炎，胃及十二指肠溃疡，胃神经官能症，胃黏膜脱垂，胃下垂，胰腺炎，胆囊炎，胆石症，胃癌等疾患。

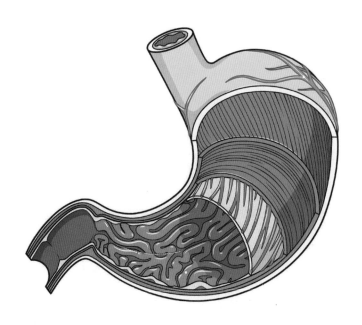

胃部解剖图

◎病因病机

胃脘痛常为脾胃病变的主要症状，涉及肝、肾等诸脏。病机一是气机阻滞，"不通则痛"；二是胃失温煦或濡养，"不荣则痛"。

◎临床表现

胃为多气多血之腑，故胃脘痛初起，多在气分，迁延日久，则深入血分，所以胃脘痛日久不愈，均可形成瘀血内停。

1. 病邪阻滞

（1）寒邪者：胃脘疼痛暴作，畏寒喜暖，得热痛减，遇寒加剧，口淡不渴或喜热饮，苔白，脉紧。

（2）食滞者：胃脘胀闷，甚则疼痛，嗳腐吞酸，或呕吐不消化食物，其味腐臭，吐后痛减，或大便不爽，得矢气或便后稍舒，苔厚腻，脉滑或实。

2. 脏腑失调

（1）肝气犯胃：胃脘胀满，攻撑作痛，连及两胁，胸闷嗳气，喜叹息，大便不畅，得嗳气、矢气则舒，遇烦恼郁怒则痛作或痛甚，舌苔薄白，脉弦。

（2）脾胃虚寒：胃痛隐隐，绵绵不休，喜暖喜按，劳累或受凉后发作或加重，泛吐清水，纳食减少，手足不温，大便溏薄，舌淡，苔白，脉软弱或沉细。

以上胃脘痛诸证，病邪阻滞者多为急性疼痛，脏腑失调者多为慢性疼痛。病邪阻滞者治疗收效较快，但如未及时彻底治愈，也可能转为慢性。在临床，各证可单独出现，又往往相互影响，而出现虚实并见、寒热错杂、阴阳并损的证候，临证时必须辨证审因，灵活掌握。

◎治 疗

理气止痛。

（1）基本治法：抹腹，按揉中脘、气海、足三里、肝俞、胆俞、脾俞、胃俞、天枢等。

（2）辨证加减如下。

1）虚寒型：①轻柔地按揉足三里、气海、关元各 2 分钟。②直擦背部督脉，横擦左侧背（T7–T12），透热为度。③推下三阳，推上三阴。

2）实热型：①擦胸胁、揉膻中，透热为度。②点按太冲、解溪。③推下三阴，推上三阳。

注意事项

（1）饮食调护尤为重要，必须养成饮食规律、起居有节的良好习惯。
（2）应注意劳逸适度，情绪平和，勿使七情内伤而加重病情。
（3）避免外感寒邪。

XIEXIE

泄 泻

泄泻又称腹泻，是以排便次数增多、便质稀溏或如水样为主要表现的病症。本篇介绍以慢性泄泻为主。

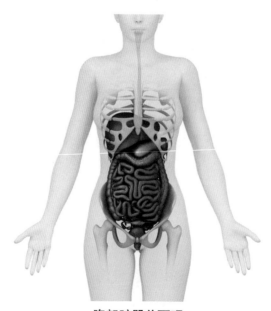

腹部脏器前面观

◎病因病机

泄泻的主要病变在于脾、胃、大肠、小肠，此外，与肝、肾关系密切。其病因或由于感受外邪，或伤于饮食，或成于情志失调，或起于脾肾阳虚，终至脾胃失运，清浊不分，合行而下致泄泻。

（1）感受外邪：六淫伤人，脾胃失调，皆能致泻，但其中以湿为主，而常兼挟寒、热、暑等病邪。

（2）饮食所伤：凡食之过饱，宿食内停，或恣食生冷，寒食交阻，过食肥厚，湿热内蕴，或误食不洁之物，伤及肠胃，运化失常，水谷停为湿滞，形成泄泻。

（3）情志失调：脾胃素虚，复因郁怒忧思，肝郁不达，肝气横逆乘脾，脾胃受制，运化失司，而致泄泻。

（4）脾胃虚弱：脾主运化，胃主受纳，可因饮食不节，劳倦内伤，久病缠绵，导致脾胃虚衰，不能受纳水谷和运化精微，水谷停滞，清浊不分，混杂而下，遂成泄泻。

（5）肾阳虚衰：久病及肾，或年老体弱，或肾阳不振，命门火衰，阳气不足，脾失温煦，不能腐熟水谷，则水谷不化而成泄泻。

◎临床表现

（1）脾胃虚弱：大便时溏时泄，完谷不化，反复发作，稍食油腻，则大便次数增多，食欲不振，舌质淡，苔白，脉缓弱。

（2）脾肾阳虚：证多发作于黎明，脐周作痛，肠鸣即泻，泻后痛缓，并伴腹部寒，腰酸肢冷，舌质淡，苔白，脉沉细。

（3）肝气乘脾：泄泻每因精神因素、情绪波动而发，平时可有腹痛肠鸣，胸胁痞闷，嗳气食少，苔薄，脉弦细。

◎治　疗

以运脾化湿为原则，健脾和胃，温肾壮阳，疏肝理气。

（1）基本治法。

1）腹部操作如下。

取穴：中脘、天枢、气海、关元等。

手法：摩、揉。

操作：按揉从中脘开始缓缓向下至气海、关元、往返5~6次，然后抹腹，时间约8分钟。

2）背部操作如下。

取穴：脾俞、胃俞、肾俞、大肠俞、长强。

手法：①用㨰法沿脊柱两旁，从脾俞至大肠俞治疗，每穴约1分钟。②按揉脾俞、胃俞、大肠俞、往返3~4遍。③左侧背部擦法治疗，透热为度。

（2）辨证加减如下。

1）脾胃虚弱：①按揉气海、关元、足三里各2分钟。②抹腹，重点在胃脘部。

2）脾肾阳虚：①按揉气海、关元各3分钟。②直擦背部督脉，横擦腰部肾俞、命门、八髎等穴，透热为度。

3）肝气乘脾：①按揉两侧章门、期门约6分钟。②斜擦两胁，微热为度。③按揉背部肝俞，脾俞、胆俞及太冲等，酸胀为宜。

注意事项	（1）饮食应有节制，忌食肥甘厚味，过于油腻饮食往往使腹泻加重，忌生冷瓜果。 （2）注意保暖，慎起居，护腰腹，避免受寒。 （3）养成良好卫生习惯，不食不洁食物。 （4）注意观察病情，寻找引起腹泻或加重病情的有关因素，注意调摄。

BIANMI

便 秘

便秘是指大便干结，排便间隔时间延长，或虽有便意，但是排便困难，总因大肠传导功能失常，气机不通所致，常见有肠道实热，肠道气滞，脾虚气弱，脾肾阳虚，阴虚肠燥。

◎病因病机

（1）燥热内结：过食辛辣厚味，过服温补之品等可致阳盛灼阴；或热病之后，余热留恋肠胃，耗伤津液；或湿热下注大肠，使肠道燥热，伤津而便秘。

（2）气机郁滞：情志不舒、忧愁思虑、久坐少动、久病卧床等可引起气机郁滞，致使大肠传导失职，糟粕内停，而成秘结。

（3）津液不足：久病、产后、老年体衰，导致气血两虚，脾胃内伤，饮水量少，化源不足，病中过于发汗，泻下伤阴等均是诱因。气虚则大肠转送无力，血虚津亏则大肠滋润失养，使肠道干槁，便行艰涩。

（4）脾肾虚寒：年高病久，肾阳虚损，阳气不运则阴邪凝结；或素有脾阳不足，又受寒冷攻伐，而致脾肾阳衰，温煦无权则寒凝气滞，肠道传送无力，大便艰难。

（5）饮食不当：饮酒过量，饮食辛辣、油腻、甘甜、味浓，导致肠胃积热，大便干燥；或大肆生吃寒食，造成阴凉停滞，胃肠传导丧失，导致便秘。

◎临床表现

（1）虚秘：大便不畅，临便努挣，挣则全力汗出气短，便下并不干结，舌质淡，苔薄，脉虚软。

（2）气秘：大便秘结，欲便不得，嗳气频作，胁腹痞满，纳呆，舌苔薄，脉弦。

（3）热秘：大便干结，小便短赤，口干心烦，舌红，苔黄燥，脉滑数。

（4）冷秘：大便艰涩，难以排出，小便清长，四肢欠温，腹中冷痛，腰背酸冷，舌质淡，苔白，脉沉迟。

◎治　疗

和肠通便。

（1）基本治法：①抹腹。②按揉中脘、天枢、大横。③揉肝、胆、脾、肾俞。

（2）辨证加减如下。

1）热秘：①按揉足三里、大肠俞，酸胀为度。②横擦八髎，透热为度。

2）虚秘：①横擦胸上部，左侧背部及八髎，透热为度。②按揉足三里、气海、太溪。

3）气秘：①按揉中府、章门、期门。②拿肩井、大横。③横擦胸上部，透热为度，斜擦两胁。

4）冷秘：①横擦腰部，直擦背部督脉。②抹关元、气海，揉脐。

注意事项

（1）养成良好的排便习惯。
（2）慎服导致便秘的药物。
（3）积极锻炼身体。
（4）及时治疗相关疾病。

ENI

呃 逆

呃逆也称"打嗝"，古代称"哕"，是以气逆上冲，喉中呃呃有声，声短而频，不能自制为表现。现代医学认为呃逆由横膈膜肌痉挛所致，大多为单纯性膈肌痉挛，可自行缓解，也可出现在食管炎、胃炎、脑血管意外、肿瘤、尿毒症等继发症状中。

在我们日常生活中，经常会碰到打嗝，早在《灵枢·杂病》中就指出："哕，以草刺鼻嚏，嚏而已；无息，而疾迎引之，立已；大惊之，也可已。"至今仍有治疗价值，但对于呃逆不止者，仍要采取中药、针灸、按摩等方法治疗。

◎病因病机

中医认为本病多因感受寒邪、饮食不节、情志不遂或正气虚弱而导致的胃气上逆动膈所致。

◎临床表现

突然起病，以气逆上冲、喉间呃呃连声、声短而频、不能自制为主证，并可伴胃脘不适、口中异样感觉等胃肠道症状，以及头昏、乏力等全身症状。

胸部 X 线摄片检查、胃肠 X 线钡餐检查、腹部 B 超检查、头部 CT 检查、脑电图检查及血、尿各项相关检查，均有助于确诊。

◎治 疗

（1）穴位按摩：取坐姿，施术者面对被施术者，双手抓握被施术者手腕上端，两拇指指端掐按或点按内关 2~3 分钟，或者按压足三里 2~3 分钟，继而站在患者背后，拿肩井数次，一般即可止呃。如果效果不佳，也可选用合谷按压。

（2）压眼球法：患者闭目，操作者两拇指腹在眼球上，其余四指扶住头两侧，按压眼球1分钟左右，使眼球有酸胀感为宜，也有止呃作用。

（3）屏气法：闭目闭嘴，用拇、食指捏住鼻子，约半分钟，再突然放开，也有止呃作用。

同时也可选用取嚏法、精神转移法等方法。

注意事项

（1）应保持精神舒畅，避免过喜、暴怒等精神刺激。
（2）注意避免外邪侵袭。
（3）饮食宜清淡，忌食生冷、辛辣，避免饥饱失常。
（4）发作时应进食易消化食物、半流质食物。
（5）若反复发作，数小时不能缓解，要到医院就诊，查明引起呃逆的确切病因。

GANMAO

感　冒

感冒是感受风邪所导致的常见外感疾病。临床表现以鼻塞、流涕、喷嚏、咳嗽、头痛、恶心、发热、全身不适等为特征。

◎病因病机

感冒是指六淫、时行病毒侵袭人体而导致的病证。以风邪为主因，风邪虽为六淫之首，但不同季节往往与其他当令时之气相合而伤人，如冬季多属风寒，春季多属风热，夏季多夹暑湿，秋季多兼燥气，梅雨季节多夹湿邪。一般以风寒、风热两者为多见，夏令暑湿之邪亦能杂感为病。若四时六气失常，如《诸病源候论·时气病诸候》载"春时应暖而反寒，夏时应热而反冷，秋时应凉而反热，冬时应寒而反温"，则非时之气夹时行病毒伤人，更易引起发病，且不限于季节性，病情多重，往往互为传染流行。

至于外邪侵犯人体是否引起发病，关键还在于正气之强弱，同时与感邪的轻重也有一定关系。当卫外功能减弱，肺卫调节疏懈而外邪乘袭时，则易感邪发病。如气候突变，寒温失常，六淫之邪肆虐，侵袭人体，卫外之气不能调节应变，则发病率升高；或因生活起居不当，寒温失调，以及过度劳累而致肌腠不密，外邪侵袭为病；或因体质偏弱，卫表不固，稍不谨慎吹风受凉之后，亦可见虚体感邪。

◎临床表现

感冒初起，多见鼻塞、流涕、喷嚏、声重，或头痛、畏寒，或发热、咳嗽、喉痒、咽痛等。甚则恶寒高热、头痛、周身酸痛、疲乏等。

◎治 疗

解表散邪。

（1）头面及颈项部操作如下。

手法：一指禅推法，以及揉、按、推、抹、扫散、拿。

取穴及部位：印堂、攒竹、太阳、迎香、风池、风府、肩井，以及眼眶、前额及颈项部太阳经循行部位。

操作：①患者坐位或仰卧位。医者行一指禅"小∞字"和"大∞字"推法，反复分推3~5遍。②指按、指揉印堂、攒竹、迎香、太阳、百会，每穴1分钟。③结合抹前额3~5遍。④用分推法在前额、目眶上下及两侧鼻翼，反复推5~8遍。⑤从前额发际处至风池穴处做五指拿法，反复3~5遍。⑥行双手扫散法，约1分钟；指尖击前额部至头顶，反复3~6遍。⑦患者取坐位，医者立其体侧，用拇、食两指指面在风池上行拿法，再缓慢向下移动拿颈项两侧直至颈项根部，如此由上至下反复 8~10 遍。⑧从前发际开始到后发际处用五指拿法 5~8 遍。⑨拿肩井，稍用力以酸胀为度，反复 8~10 遍。

（2）背部操作如下。

手法：一指禅推法，以及按、揉、拿、擦。

取穴及部位：肺俞、定喘、大椎，以及背部膀胱经。

操作：一指禅推法结合按揉，在双侧肺俞、定喘操作，每侧 1 分钟。擦大椎，擦背部膀胱经（重点擦大杼至膈俞部位），透热为度。

（3）上肢部操作如下。

手法：一指禅推法，以及按、揉、推、拿。

取穴及部位：尺泽、曲池、合谷、外关、鱼际，以及上肢太阴经和阳明经循行部位。

操作：一指禅推法沿上肢太阴经和阳明经往返操作，结合按揉或拿揉尺泽、曲池、合谷、外关、鱼际，每穴 0.5~1 分钟；掌推上肢伸侧手三阳经 2~3 分钟。

注意事项

在本病流行期间，尤当重视预防，同时应注意防寒保暖，在气候冷热变化时，随时增减衣服，避免受凉淋雨及过度疲劳，减少在公共场所活动，防止交叉感染。室内可用食醋熏蒸法，每立方米空间用食醋 5~10 毫升，加水 1~2 倍，稀释后加热蒸熏 2 小时，每日或隔日 1 次作空气消毒以预防传染。治疗期间应认真护理，加强观察，多饮开水，适当休息。

咳 嗽

KESOU

咳嗽是肺系疾病的主要证候之一。有声无痰为咳，有痰无声为嗽。一般多为痰声并见，难以截然分开，故以咳嗽并称。

◎病因病机

咳嗽的病因有外感、内伤两大类。外感咳嗽为六淫外邪侵袭肺系；内伤咳嗽为脏腑功能失调，内邪干肺。不论邪从外而入或自内而发，均可引起肺失宣肃，肺气上逆作咳。

（1）外感：六淫外邪，侵袭肺系。多因肺的卫外功能减退或失调，以致在天气冷热失常、气候突变的情况下，六淫外邪或从口鼻而入，或从皮毛而受。《河间六书·咳嗽论》谓："寒、暑、燥、湿、风、火六气，皆令人咳嗽。"即是此意。由于四时主气的不同，因而人体所感受的致病外邪亦有区别。风为六淫之首，其他外邪多随风邪侵袭人体，所以外感咳嗽常以风为先导，挟有寒、热、燥等邪，张景岳曾倡导"六气皆令人咳，风寒为主"之说，认为以风邪挟寒者居多。

（2）内伤：总由脏腑功能失调，内邪干肺所致。可分为其他脏腑病变牵涉肺脏和肺脏自病两种。它脏及肺的咳嗽，可因情志刺激，肝失条达，气郁化火，气火循经上逆犯肺所致；或由饮食不当，嗜烟好酒，熏灼肺胃；过食肥厚辛辣，或脾失健运，痰浊内生，上干于肺致咳。肺脏自病者常因肺系多种疾病迁延不愈，肺脏虚弱，阴伤气耗，肺的主气功能失常，肃降无权，而致气逆为咳。

◎临床表现

（1）外感咳嗽：起病较急，咳嗽频剧，或喉痒，痰液稀白，咳吐不畅，恶寒发热，无汗，肢体酸楚，头痛，鼻塞流涕，舌苔薄白，脉浮或紧；或气粗，咽痛口干，咳痰不爽，痰黄质黏，头痛，身热恶风，有汗不畅，口渴，舌苔薄黄，脉象浮数。

（2）内伤咳嗽：病程较长，或咳声重浊，痰多黏稠，痰色稀白或灰暗，伴胸闷、脘痞、食少、疲倦，舌苔白腻，脉濡或滑；或咳嗽阵作，痰少质黏，气逆作咳，咳时胸胁引痛，面颊略红，咽喉干痒，口苦，舌尖偏红，舌苔薄黄，脉象弦数。

◎治 疗

宣肺降气，止咳平喘。

（1）胸背部操作如下。

手法：一指禅推法，以及揉、分推、擦。

取穴及部位：天突、膻中、中府、肺俞、定喘，以及胁肋与胸背部。

操作：①被施术者取坐位或仰卧位，施术者以一指禅推法结合中指揉法，在天突、膻中、中府操作，每穴1分钟。②以两拇指由胸骨剑突沿肋弓分推两胁肋部，5~10遍。③被施术者取坐位或俯卧位，施术者用一指禅推法结合中指揉法，在大椎、定喘、肺俞操作，每穴1分钟。

（2）四肢部操作如下。

手法：一指禅推法，以及按、揉、拿。

取穴及部位：尺泽、外关、列缺、鱼际、合谷，以及上肢太阴经循行部位。

操作：①被施术者取坐位或仰卧位，施术者以一指禅推法结合指按、指揉法在尺泽、外关、列缺、鱼际操作，2~3分钟。②拿、揉合谷，1~2分钟。

（3）辨证加减。

1）外感咳嗽：①指按风池、风府，每穴2~3分钟。②擦背部膀胱经，以透热为度。③拿肩井 3 分钟。④小鱼际推、搓大椎、肺俞及背部压痛点，各 3 分钟。⑤按揉曲池、合谷 3 分钟。

2）内伤咳嗽：①按揉手三里、丰隆，每穴 3 分钟。②推、抹前胸与胁肋部 2~3 分钟。③按揉章门 2 分钟。④一指禅推天柱、肩井 2 分钟。⑤重按太冲、行间、三阴交各 1 分钟。

注意事项

对于咳嗽的预防，首先应注意气候变化，做好防寒保暖，避免受凉，饮食不宜肥甘、辛辣及过咸，戒烟酒，适当参加体育锻炼，以增强体质，提高抗病能力。内伤咳嗽在缓解期间，应坚守"缓则治其本"的原则，补虚固本以图根治。

TOUTONG

头　痛

头痛是临床上常见的自觉症状，可单独出现，亦可出现于多种急、慢性疾病中。本篇所讨论的头痛，主要是在内科杂病范围内的，以头痛为主要症状者。某一种疾病过程中出现的兼证不列入本篇讨论范围。主要介绍颈源性头痛、外感头痛、偏头痛、内伤头痛等适宜的治疗手法。

◎病因病机

头痛之病因多端，但不外乎外感和内伤两大类。盖头为"诸阳之会""清阳之府"，又为髓海所在，凡五脏精华之血，六府清阳之气，皆上注于头，故六淫之邪外袭，上犯巅顶，邪气稽留，阻抑清阳，或内伤诸疾，导致气血逆乱，瘀阻经络，脑失所养，均可发生头痛。诚如《医碥·头痛》曰：头为清阳之分，外而六淫之邪气相侵，内而六府经脉之邪气上逆，皆能乱其清气，相搏击致痛，须分内外虚实。

（1）外感头痛：多因起居不慎，坐卧当风，感受风、寒、湿、热等外邪，而以风邪为主。所谓"伤于风者，上先受之"，"高巅之上，惟风可到"。故外邪自表侵袭于经络，上犯巅顶，清阳之气受阻，气血不畅，阻遏络道，而致头痛。又风为百病之长，多挟时气而发病。若挟寒邪，寒凝血滞，络道被阻，而致头痛；若挟热邪，风热上炎，侵扰清空，而致头痛；若挟湿邪，湿蒙清空，清阳不展，而致头痛。

（2）内伤头痛："脑为髓之海"，大脑主要依赖肝肾精血濡养及脾胃运化水谷精微，输布气血上充。故内伤头痛，其发病原因与肝、脾、肾3脏有关。

◎临床表现

（1）颈源性头痛：起病或急或缓，有长时间低头伏案工作或失枕史，头痛连及颈项，伴颈椎活动不利，或头晕、恶心、畏光、目胀等，在患侧风池周围及上位颈椎关节突关节附近可触及明显压痛和结节状物。

（2）外感头痛：起病较急，有明显感受外邪史，或头痛连及项背，或胀痛欲裂，或头痛如裹；可伴有发热、恶寒或恶风、身困、鼻塞、流涕、咽痛、咳嗽等。

（3）偏头痛：反复发作的一侧或双侧头痛，女性多于男性，发作前多有先兆，常因紧张、忧郁等诱发。麦角胺治疗可缓解症状。

（4）内伤头痛：可因肝阳上亢、血虚不荣、痰瘀阻络、肾虚失充等引起，表现各异。

头痛的诊断应以经络辨证为主，结合脏腑辨证，同时注意检查是否存在颈部"筋出槽"或"骨错缝"的病理变化，综合分析，才能做出正确判断。

◎治 疗

疏经，通络，止痛。

1. 头面部操作

手法：一指禅推法，以及分推、按揉、叩击、拿、抹、扫散。

取穴及部位：印堂、神庭、攒竹、头维、太阳、百会、四神聪，以及头面部六阳经及督脉循行部位。

操作：①被施术者坐位或仰卧位，施术者行一指禅"小∞字"和"大∞字"推法，反复分推3~5遍。②指按、指揉印堂、神庭、攒竹、太阳、百会、四神聪，每穴约1分钟。③结合抹前额3~5遍。④从前额发际处至风池处做五指拿法，反复3~5遍。⑤行双手扫散法，约1分钟。⑥指尖击前额部至头顶，反复3~6遍。

2. 颈肩部操作

手法：一指禅推法，以及揉、拨、平推、拿、擦。

取穴及部位：风府、风池、肩井、大椎，以及项肩部太阳经、少阳经及督脉循行部位。

操作：①被施术者取坐位或俯卧位，施术者用一指禅推法沿项部膀胱经、督脉上下往返操作，结合揉、拨、推上述穴位，3~5分钟。②拿风池、项部两侧肌群、肩井，各半分钟。③在项、肩、上背部施以擦法，约2分钟。

3. 辨证加减

（1）颈源性头痛：在颈项、肩及上背部的阿是穴处施以指揉、指拨、指推法，用力由轻到重，以患侧为主，注意点线、点面结合，3~5分钟。必要时采用整复颈椎手法。

（2）外感头痛：①在项背部太阳经施以擦法、一指禅推法，重点按揉风池、风府、肩井、大椎、肺俞、定喘、曲池、合谷，3~5分钟。②擦背部两侧膀胱经，以透热为度。

（3）偏头痛：在太阳、头维区行一指禅推法，以较重的力量按、揉风池3~5分钟。

（4）内伤头痛如下。

1）肝阳头痛：①指按揉肝俞、阳陵泉、太冲、行间，每穴约1分钟。②推桥弓30次左右，两侧交替进行。③扫散法操作20次。

2）血虚头痛：①指按揉中脘、气海、关元、足三里、三阴交，每穴约1分钟。②掌抹腹部5分钟左右。③擦背部督脉，以透热为度。

3）痰浊头痛：①用一指禅推法推中脘、天枢，每穴约2分钟。②抹腹部5分钟左右。③指按揉脾俞、胃俞、大肠俞、足三里、丰隆，每穴约1分钟。

4）肾虚头痛：①指按揉肾俞、命门、腰阳关、气海、关元、太溪，每穴1~2分钟。②擦背部督脉、腰骶部，以透热为度。

5）瘀血头痛：①分抹前额1~2分钟。②指按揉攒竹、太阳，每穴1~2分钟。③指按揉合谷、血海、太冲，每穴约1分钟。④擦前额部，以透热为度。

注意事项	（1）颈源性头痛患者要减少电子产品的使用，每隔一定时间适当活动颈椎，保护好颈椎及周围肌肉。 （2）外感头痛要保暖，洗头后及时吹干头发，避免着凉。 （3）偏头痛避免熬夜、吃辛辣刺激食物，避免喝浓茶及咖啡。 （4）内伤头痛注意治疗各种内科杂病。

SHIMIAN

失　眠

失眠是指无法入睡或无法保持睡眠状态，导致睡眠不足。又称入睡和维持睡眠障碍。多种原因均会引起入睡困难、睡眠深度或频度过短、早醒及睡眠时间不足或质量差等，往往给患者带来极大的痛苦和心理负担。

◎病因病机

思虑劳倦，伤及心脾；饮食不节，宿食停滞；情志内伤，肝郁化火；心血不静，营血衰少；阳不入阴，阴阳失调。以上病因均会导致失眠。

◎临床表现

轻者入睡困难，往往需要半小时甚至更久才能入睡，睡而易醒，醒后难以再入睡。有的患者时睡时醒，睡眠质量下降，醒来仍然感到疲倦，缺乏清醒感，白天精神状态不佳，感到困倦，工作和学习中难以集中精力，记忆力下降。

严重者整夜不能入睡，持续较长时间之后会出现情绪低落、焦虑、恐惧，身心疲惫。

◎治　疗

宁心养气安神。

手法：点按为主，揉、按为辅，可采用大鱼际揉法，指腹点、按、拨等手法。

取穴：百会、四神聪、神庭、太阳、安眠、内关、神门、三阴交等。

操作：①点按百会、四神聪 2~3 分钟。②分推神庭到太阳 5~10 次。③大鱼际揉按太阳 2~3 分钟。④指揉耳后安眠、三阴交各 1~2 分钟。⑤点按神门 1~2 分钟，并用指腹分推内关 5~10 次。

<table>
<tr><td>注意事项</td><td>（1）不熬夜或过度劳累耗伤心神。
（2）不吃油腻或不容易消化的食物。
（3）保持平稳的心态，切忌过度焦虑。
（4）睡前应避免剧烈的运动，机体处于兴奋状态会影响睡眠。
（5）环境保持安静、避免嘈杂 。</td></tr>
</table>

GAOXUEYA

高血压

成年人正常血压的标准为收缩压 < 130mmHg，舒张压 < 85mmHg。如果收缩压 ≥ 140mmHg 及 / 或舒张压 ≥ 90mmHg 者，称为高血压。血压数值介于上述两者之间者，为正常高值。临床上，经多日多次测量，其血压数值均在高血压范围，并且没有明确病因者，可诊断为高血压。其临床表现以头目眩晕、头痛头昏、耳鸣、健忘、失眠、乏力等为特征，后期可有心、脑、肾等多脏器损害。

◎病因病机

中医古籍里没有高血压这一病名，结合高血压的临床表现，应属于中医眩晕、头痛、中风等范畴，一般认为高血压与情志失调、肝阳上亢，或嗜酒肥甘、痰浊内生有关。

◎临床表现

（1）肝阳上亢：头晕目眩，头痛且胀，耳鸣、面赤，急躁易怒，夜寐不宁，每因烦劳、恼怒而诱发或加剧，伴胁胀、口苦，舌苔薄黄，脉弦有力。

（2）痰浊壅盛：头昏头痛，沉重如蒙，胸闷脘痞，呕恶痰涎，食少多寐，舌苔白腻，脉濡滑或弦滑。

◎治 疗

根据本病的发生原因和证候特点，宜区分标本缓急，属虚属实，分而治之。

（1）头面及颈肩部操作如下。

手法：一指禅推法，以及抹、推、按揉、扫散、拿。

取穴：印堂、神庭、太阳、睛明、攒竹、桥弓、风池等。

操作：①被施术者坐位或仰卧位，施术者行轻柔的一指禅"小∞字"和"大∞字"推法，反复分推 3~5 遍。②轻度指按、指揉印堂、攒竹、睛明、太阳、神庭，每穴 1 分钟。③结合抹前额 3~5 遍。④从前额发际处至风池处行五指拿法，反复 3~5 遍。⑤轻推桥弓，每侧 100~200 遍，行双手扫散法，约 1 分钟。⑥指尖击前额部至头顶，反复 3~6 遍。

（2）腰背部操作

手法：㨰、捏、掌推。

取穴及部位：肝俞、胆俞、肾俞、命门，以及背部督脉、华佗夹脊等部位。

操作：①被施术者俯卧位，施术者用㨰法在患者背部、腰部操作，重点㨰肝俞、胆俞、肾俞、命门等部位，时间约 5 分钟。②自上而下捏脊，3~4 遍。③自上而下掌推背部督脉，3~4 遍。

（3）辨证加减

1）肝阳上亢：①重拿风池 2~3 分钟。②掐太冲、行间，各 2~3 分钟，取泻法。③抹、揉肝俞、肾俞、涌泉，透热为度，以补之。

2）痰浊壅盛：①一指禅推法结合指按、指揉丰隆、解溪，取泻法。②推、擦足三里穴。③抹中脘穴，取补法。

老年人因高血压、肝阳上亢或痰浊蒙窍，可引起眩晕，病情严重时可猝然晕倒，有发展为中风的可能。故及时关注血压，对老年人尤为重要。平时宜少吃肥腻酒食，忌辛辣，戒躁怒，节房事，适当增加体力活动，锻炼身体，服药或按摩调治。

TANGNIAOBING

糖尿病

糖尿病，传统医学称为"消渴"，是一种由于胰岛素分泌缺陷或胰岛素作用障碍所致的以高血糖为特征的代谢性疾病。持续高血糖与长期代谢紊乱等可导致全身组织器官，特别是眼、肾、心血管及神经系统的损害及其功能障碍和衰竭。

◎病因病机

燥热内生，阴津亏损；五志化火，肾阴亏虚；阴虚火旺，上蒸肺胃，遂致肾虚、肺燥、胃热。以上病因均会导致消渴。

◎临床表现

（1）典型症状："三多一少"症状，即多尿、多饮、多食和消瘦。

（2）不典型症状：一些糖尿病患者症状不典型，仅有头昏、乏力等，甚至无症状。有的患者发病早期或糖尿病发病前阶段，可出现午餐或晚餐前头晕、乏力、出虚汗等低血糖症状。

◎治　疗

养阴生津，清肺润燥，清胃泻火，滋阴益肾。

手法：点、按、揉、指擦法。

穴位：血海、三阴交、足三里、关元、神阙、涌泉、太渊、太溪、肺俞、脾俞、肾俞，以及督脉循行部位。

操作：①被施术者取仰卧位，施术者用拇指指腹端按揉血海、足三里、三阴交、神阙、太渊、太溪、涌泉各 2 分钟。②被施术者取俯卧位，施术者用拇指指腹端从肺俞到脾俞按揉背部膀胱经，再用指擦法自上而下擦督脉 5 分钟。

注意事项

（1）糖尿病患者对疼痛不敏感，故按摩手法要以轻柔为主。

（2）注意保护患者的皮肤。按摩的部位要覆盖治疗巾，防止损伤肌肤，或适当地擦按摩乳、按摩膏等。

（3）在做腹部按摩、肾区按摩之前嘱患者排空小便。

【复习思考题】

（1）简述落枕、颈椎病按摩操作。

（2）简述踝关节扭伤按摩的注意事项。

（3）试述泄泻的中医辨证分型及按摩基本手法。

（4）试述高血压的诊断及按摩基本手法。

（5）试述糖尿病的临床表现及按摩基本手法。

（6）试述感冒的按摩疗法。

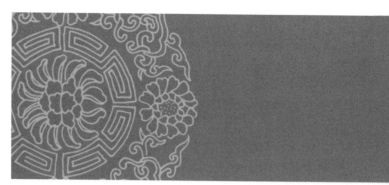

第二章 小儿按摩

【内容摘要】

小儿按摩是中医儿科学和按摩学相结合的产物，是在中医基本理论指导下，以防治儿科疾病、促进小儿身心健康和生长发育为目标的中医外治疗法。本章节主要介绍小儿按摩学科体系的构建，小儿按摩常用穴位，以及小儿常见病、多发病的按摩治疗。

扫一扫◎学课程

【学习目标】

（1）掌握小儿常用穴位的定位及主治；掌握小儿常见病、多发病的按摩疗法。

（2）熟悉小儿按摩注意事项及小儿常见病、多发病的病因病机、诊断。

（3）了解小儿生理、病理特点及小儿按摩原理。

第一节　小儿按摩学概述

"小儿按摩"一词首见于明代，《小儿按摩经》为我国现存最早的小儿按摩专著，标志着小儿按摩理论体系已经基本形成。明清时期是小儿按摩蓬勃发展的阶段，1604年明代龚廷贤编撰的《小儿推拿方脉活婴儿密旨全书》是现存最早的按摩专著单行本。小儿按摩理论体系自明代建立以来，在清代得到了长足的发展并刊行了许多小儿按摩著作，如清代夏禹铸编撰的《幼科铁镜》、清代骆如龙编撰的《幼科推拿秘书》、清代熊应雄编撰的《小儿推拿广义》。民国时期，全国各地涌现出了许多小儿按摩名家，如山东青岛的李德修、山东济南的孙重三、山东青岛的张汉臣、湖南的刘开运，为后期形成各具特色的小儿按摩流派奠定了基础。中华人民共和国成立后，特别是随着国家对中医药发展的大力支持，及人们对自然疗法的重新认识，小儿按摩这一古老的绿色疗法，在防治儿科常见病、多发病等方面受到广大人民群众的热烈好评，在新时代的发展道路上，将为保障儿童健康成长、加快"健康中国"的实现贡献力量。

一、小儿的生理特点

1. 脏腑娇嫩，形气未充

《小儿药证直诀·变蒸》曰："五脏六腑，成而未全……全而未壮。"说明了小儿出生后，机体赖以生存的物质基础虽已形成，但尚未充实和坚固，机体的各种生理功能虽已运转，但尚未成熟和完善。

林氏捏脊是林丽莉和林栋在闽派小儿疾病诊疗基础上总结出来的补益脑髓、通督强体的手法。两位教授认为小儿捏脊应重在"引阳"，令周身之"稚阳"归入督脉，犹如百川汇海，绵延不绝，从而提振小儿生长发育能力，增强体质。

2. 生机蓬勃，发育迅速

《颅囟经·脉法》曰：孩子三岁以下，呼为纯阳。所谓"纯阳"，是指小儿三岁以下禀受父母先天之气，真元未耗，生长力旺盛。

二、小儿的病理特点

1. 发病容易，传变迅速

小儿由于脏腑稚弱，形气未充，易于感受外邪或为饮食、药物等所伤，且一旦发病，较成人病情多变且传变迅速。

2.脏气清灵，易趋康复

小儿患病易趋康复的原因一是小儿生机蓬勃，活力充沛，修复再生能力强；二是小儿痼疾顽症相对于成人少，脏气清灵，随拨随应；三是病因以外感六淫和内伤饮食居多，病情相对单纯，治疗效果较好。

三、小儿按摩作用原理

小儿按摩是在整体观念和辨证论治的理论指导下，通过手法作用于体表特定穴位或部位，从而发挥平衡阴阳、调整脏腑、疏通经络、调和气血、舒筋通络、理筋整复等作用，达到防治疾病的目的。

四、小儿按摩适应证和禁忌证

小儿按摩具有疗效确切、安全、无毒副作用、操作舒适等特点，特别对1~6岁的儿童常见疾病如慢性鼻炎、腺样体肥大、咳嗽、泄泻、便秘等方面疗效显著。其适应证广泛，但是也存在一定的按摩禁忌证。简述如下：①各种皮肤病及皮肤有破损者，如疮疡、疔肿、疱疹、脓肿、不明肿块、烧伤、烫伤、裂伤等局部禁用按摩，以免引起局部感染。②急、慢性传染性疾病，如丹毒、结核、蜂窝织炎、猩红热、骨髓炎、梅毒等禁用按摩。③部分传染性疾病，如麻疹、百日咳、痄腮、水痘等禁用按摩。④有出血倾向的疾病，如血小板减少性紫癜、血友病、再生障碍性贫血、白血病、过敏癜等禁用按摩。⑤部分骨关节疾病，如化脓性关节炎局部应避免应用按摩。⑥可能患有肿瘤、外伤脱位等不能明确诊断的疾病禁用按摩。⑦患有心、脑、肺、肝、肾等器质性疾病的危重患儿禁用推拿。

五、小儿按摩注意事项

（1）室内应避风、避光、安静，清洁卫生，温度适宜，保持通风。

（2）小儿按摩的施术者要求态度和蔼，认真操作，耐心仔细，注意随时观察小儿反应；保持双手温暖、清洁、指甲圆滑，双手不可佩戴饰物。

（3）小儿按摩体位以小儿舒适为宜，时间以饭后 1 小时为佳。

（4）小儿按摩时间一般不超过 20 分钟，每日治疗 1 次。具体情况根据患儿年龄大小、病情轻重、体质强弱及手法特性而定。

（5）小儿按摩上肢部穴位时，一般只推一侧，无男女之分。其他部位可双侧施术。

（6）小儿按摩时应配合使用薄荷水、滑石粉等介质，润滑皮肤，防止擦破皮肤，同时可提高疗效。

（7）每次按摩治疗结束后，应让患儿避风寒，注意休息，多喝水。

第二节　小儿按摩常用穴

一、头面部穴位

1. 天门（线状穴）

位置：两眉中间至前发际成一直线。

操作：两拇指指腹交替从两眉正中推向前发际，称开天门，又称推攒竹。

次数：24 次。

主治：感冒，发热，头痛，精神萎靡，惊惕不安等。

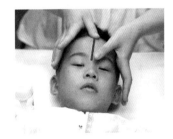

按摩天门

临床应用：①为小儿按摩常用四大手法之一，可用于外感表证及内伤杂病。②若惊惕、烦躁，可与清肝经，按揉百会等合用。③长于治疗各类鼻炎、目疾。也可作为起式手法。

2. 坎宫（线状穴）

位置：自眉头沿眉向眉梢成一横线。

操作：两拇指自眉心向眉梢作分推，称推坎宫，又称分阴阳。

次数：24 次。

主治：外感发热，头痛目赤。

临床应用：①为小儿按摩常用四大手法之一，可用于外感表证及内伤杂病。②目赤痛可与清肝经，清天河水等合用。③长于治疗迎风流泪、眼目胀痛、目赤痛、近视、斜视等。也可作为起式手法。

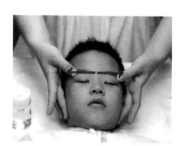

按摩坎宫

3. 太阳（点、线结合穴）

位置：眉后凹陷处。

操作：①两拇指桡侧自前向后直推，称推太阳。②用中指指端揉或运，称揉太阳或运太阳。

次数：24 次。

主治：头痛发热，目赤痛。

临床应用：①为小儿按摩常用四大手法之一，可治外感、内伤。②目赤痛除用推、揉法外，还可加点刺放血，以增强疗效。③长于治疗小儿汗证、夜啼、遗尿、小便频数、癫病等。也可作为起式手法。

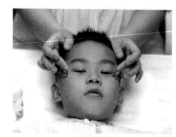

按摩太阳

4. 耳后高骨

位置：耳后入发际高骨下凹陷中。

操作：用拇指或中指揉，称揉耳后高骨。

次数：30~50 次。

主治：头痛，惊风，烦躁不安。

临床应用：①为小儿按摩常用四大手法之一。

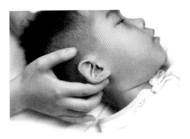

按摩耳后高骨

②外感头痛可与清肺经等合用。③惊风、烦躁可与
按百会，清心经等合用。

5. 囟门

位置：1~1.5 岁以前小儿前发际正中直上约 2 寸许未闭合的菱形骨陷中，
百会前骨陷中。

操作：①抹囟为以食、中、无名三指并拢缓缓抹动囟门。②揉囟为以三指
或拇指指腹轻揉。③推囟为以拇指桡侧快速来回轻搔囟门。④振囟为以拇指指
腹或掌根高频率振动。上述四步连续操作，一气呵成，每法 1 分钟左右，称"囟
门按摩法"。囟门已闭者，以百会代之。

主治：惊风，烦躁，神昏，头痛，夜啼，多动，自闭，久污脱肛，遗尿等。

临床应用：①为重要的儿童健脑益智穴位。②正常前囟在出生后 12~18 个
月间闭合，故临床操作时手法需轻，不可用力按压。

6. 天柱骨（线状穴）

位置：颈后发际正中至大椎成一直线呈线状穴。

操作：用拇指或食指自上而下直推，称推天柱。

次数：推 100~500 次。

主治：发热，呕吐，项强，惊风等。

临床应用：①外感发热、项强可与拿风池等合用。②呕吐可与揉板门、揉中脘等合用。③民间常可用汤匙蘸水自上而下刮天柱骨，刮至皮下轻度瘀血即可，作用同推天柱。

二、胸腹部穴位

1. 乳旁、乳根（点状穴，常合并应用）

位置：乳头向外旁开 2 分为乳旁，乳头向下 2 分为乳根。

操作：食、中两指分别置乳旁、乳根穴用揉法，称揉乳旁、乳根。

次数：20~50 次。

主治：咳喘、胸闷。

临床应用：咳喘、胸闷可与揉膻中，揉肺俞等合用。

2. 胁肋（面状穴位）

位置：从腋下两胁至天枢处。

操作：两手掌从两胁腋下搓抹至天枢，称搓抹胁肋，又称按弦走搓抹。

次数：50~100 次。

主治：胁痛胸闷、痰喘气急、疳积等。

临床应用：①胁痛、胸闷、痰喘气急可与揉膻中，推膻中等合用。②疳积者可多搓抹胁肋，加捏脊法。

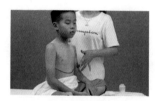

按摩胁肋

3. 中脘（点、线、面状结合穴位）

位置：腹部正中线，脐上 4 寸。

操作：①用指端或掌根按揉中脘，称揉中脘。②用掌心或四指抹中脘部位，称摩中脘。③自天突起沿胸部正中线直下推至中脘，称推中脘。

次数：揉 100~300 次，抹 3 分钟，再推 100~300 次。

主治：腹胀，嗳气，食积，食欲不振，呕吐，泄泻等。

临床应用：①腹胀、食积、食欲不振、呕吐、泄泻可与推脾经，按揉足三里等合用。②胃气上逆、嗳气呕恶可与推板门，推天柱等合用。

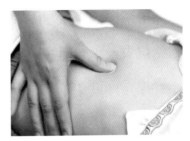

按摩中脘

4. 腹（面状与线状相结合穴位）

位置：腹部（以中腹为主）。

操作：①两手沿肋弓角边缘向两旁分推，称分推腹阴阳。②以掌或四指端抹腹。

次数：分推 100~200 次，抹 3 分钟。

主治：消化不良，腹痛腹胀，恶心呕吐等。

临床应用：①消化道疾病可与揉中脘，推脾经等合用。②常与捏脊法，按揉足三里合用，作为小儿保健手法。③与揉脐，揉龟尾，推上七节合用，是医治小儿腹泻的有效组合。

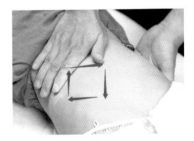

按摩腹

5. 脐（点状与面状相结合穴位）

位置：肚脐。

操作：用中指端或掌根揉，称揉脐。

次数：100~300 次。

主治：腹泻，便秘，腹胀腹痛，疳积等。

临床应用：①腹泻、便秘可与抹腹，揉龟尾，推七节等合用。②疳积可与捏脊，揉中脘，揉足三里等合用。

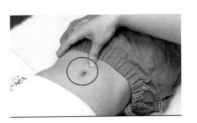

按摩脐

6. 丹田（点状与面状相结合穴位）

位置：小腹部，脐下 2~3 寸。

操作：可揉、可抹，称揉丹田或摩丹田。

次数：揉 50~100 次，抹 5 分钟。

主治：腹痛，遗尿，脱肛，疝气，尿潴留等。

临床应用：①疝气、遗尿、脱肛可与补肾经，推三关，揉外劳宫等合用。②尿潴留可与按丹田，推箕门等合用。

7. 肚角

位置：脐下 2 寸，旁开 2 寸。

操作：①用拇、食、中三指作拿法，称拿肚角。②用中指按，称按肚角。

次数：3~5 次。

主治：腹痛，腹泻。

临床应用：①对虚寒腹痛，腹泻效果较好，可与揉脾经，抹腹，揉丹田等合用。②本法刺激性较强，为防止患儿哭闹影响手法的进行，可在诸手法施毕后，再拿此穴。

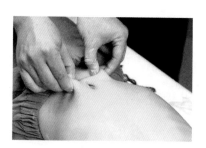

按摩肚角

三、腰背部穴位

1. 脊柱（线状穴）

位置：大椎至长强成一直线，是小儿身体上最长的线状穴。

操作：用食指、中指螺纹面自上而下作直推，称推脊。若加天柱骨一起自上而下直推，就称为大推脊，其清热作用更强。用捏法自下而上，称捏脊法。林氏捏脊为先以一手拇指指腹揉龟尾穴 9 下，再以两手拇指置于脊柱两侧，从下向上推进，由尾骶部捏到枕项部，边推边以食指、中指捏拿起脊旁皮肤并向中间推挤。

次数：推 100~300 次，捏 3~9 遍。

主治：发热，惊风，疳积，腹泻，便秘等。

临床应用：①能清热，在推脊时可蘸少量冰水或酒精，是一种有效的物理降温方法，多与退下六腑，清天河水，推涌泉等合用。②捏脊能调阴阳、理气血、和脏腑、通经络、培元气，具有强健身体的功能，是小儿保健常用主要手法之一。③多与补脾经，补肾经，推上三关，抹腹，按揉足三里等合用，治疗先、后天不足的一些慢性病症，均有一定的效果。

2. 七节骨（线状穴）

位置：第四腰椎棘突向下至尾椎骨端（长强）成一直线。

操作：用拇指桡侧面或食、中二指螺纹面自下而上或自上而下作直线推动，分别称为推上七节和推下七节。

次数：100~300 次。

主治：泄泻，便秘，脱肛。

临床应用：①推上七节能止泻，可与揉龟尾，抹腹，揉脐等合用。②气虚下陷的脱肛、遗尿可与按揉百会，揉丹田等合用。③通便可与揉膊阳池合用。

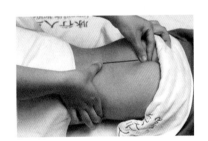

按摩七节骨

3. 龟尾

位置：尾椎骨端（即督脉经长强穴）。

操作：以拇指端或中指端揉，称揉龟尾。

次数：100~300 次。

主治：泄泻，便秘，脱肛，遗尿。

临床应用：①能通调督脉之经气，具有双向性调节大肠的功能。②泄泻、便秘可与推七节，抹腹，揉脐等合用。③脱肛、遗尿可与揉丹田，按揉百会等合用。

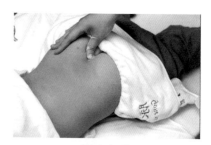

按摩龟尾

四、上肢部穴位

1. 脾经（面状、线状相结合穴位）

位置：拇指末节螺纹面。

操作：将患儿拇指屈曲，循拇指桡侧边缘由远端向掌根方向直推为补，称补脾经。拇指伸直，由指端经螺纹面向指根方向直推为清，称清脾经。补脾经、清脾经，统称推脾经。在拇指末节螺纹面作旋推法，亦称为补脾经。

次数：100~500 次。

主治：腹泻，便秘，食欲不振，消化不良等。

临床应用：①补脾经能健脾胃、补气血。②食欲不振、消化不良可与揉中脘，指揉脾俞，按揉足三里等合用。③清热利湿可与清天河水，清大肠等合用。④小儿脾胃薄弱不宜攻伐太甚，在一般情况下，脾经多用补法；仅体壮邪实者可用清法，或清后加补。

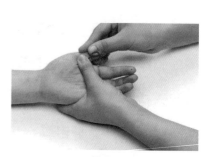

按摩脾经

2. 肝经（线状、面状相结合穴位）

位置：食指末节螺纹面。

操作：食指伸直，由指端向指根方向直推为清，称清肝经。旋推为补，称补肝经。清肝经、补肝经统称为推肝经。

次数：100~500 次。

主治：烦躁不安，惊风，五心烦热，目赤，口苦咽干等。

临床应用：①平肝泻火，息风镇惊，解郁除烦可与清天河水，推涌泉等合用。②肝经宜清而不宜补，若肝虚应补时，则需补后加清，或以补肾经代之，称为滋肾养肝法。

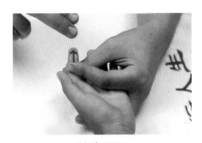

按摩肝经

3. 心经（线状和面状相结合穴位）

位置：中指末节螺纹面。

操作：食指伸直，由指端向指根方向直推为清，称清心经。旋推为补，称补心经。清心经、补心经统称为推心经。

次数：100~500 次。

主治：高热神昏，五心烦热，口舌生疮，小便赤涩，心血不足，惊惕不安等。

临床应用：①清热退心火可与清天河水、清小肠等合用。②本穴宜清不宜补，对心烦不安、睡卧露睛等，需用补法时，可补后加清，或以补肾经代之。

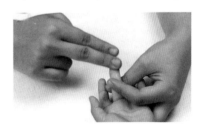

按摩心经

4. 肺经（面状、线状相结合穴位）

位置：无名指末节螺纹面。

操作：旋推为补，称补肺经。由指端向指根方向直推为清，称清肺经。补肺经和清肺经统称推肺经。

次数：100~500 次。

主治：感冒，发热，咳嗽，胸闷，气喘，虚汗，脱肛等。

临床应用：①补益肺气可与揉肺俞等合用。②宣肺清热，疏风解表，化痰止咳可与推膻中，揉风门等合用。

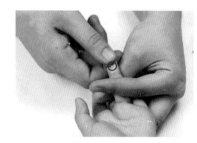

按摩肺经

5. 肾经（面状、线状相合穴位）

位置：小指末节螺纹面。

操作：由指根向指端方向直推为补，或旋推，称补肾经。由指端向指根方向直推为清，称清肾经。补肾经和清肾经统称推肾经。

次数：100~500 次。

主治：先天不足，久病体虚，虚喘，肾虚腹泻，遗尿，膀胱蕴热，小便淋沥刺痛等证。

临床应用：①补肾益髓，温养下元可与揉肾俞，揉丹田等合用。②清利下焦湿热可以清小肠代之。

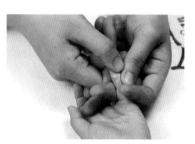

按摩肾经

6. 大肠（线状穴位）

位置：食指桡侧缘，自食指端至虎口呈一直线。

操作：由食指端直推向虎口为补，称补大肠。反之为清，称清大肠。补大肠和清大肠统称为推大肠。

次数：100~300 次。

主治：腹泻，脱肛，便秘。

临床应用：①涩肠固脱，温中止泻可与揉丹田，揉外劳宫，推三关等合用。②清利肠腑，除

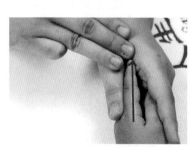

按摩大肠

湿热，守积滞可与推六腑，抹腹等合用。③本穴又称指三关。

7. 小肠（线状穴位）

位置：小指尺侧边缘，自指端到指根成一直线。

操作：由指根向指端方向直推为清，称清小肠。反之为补小肠。清小肠和补小肠统称为推小肠。

次数：100~300 次。

主治：小便赤涩，尿闭，遗尿等。

临床应用：①清利下焦湿热可与清天河水合用。②遗尿、多尿可与揉丹田，揉肾俞等合用。

8. 四横纹（四缝穴，短线状穴位）

位置：掌侧食指、中指、环指、小指近节指间关节横纹处。

操作：四指并拢从食指横纹推向小指横纹，称推四横纹。用拇指甲分别掐食指、中指、环指、小指近节指间横纹，称掐四横纹。

次数：推 100~300 次，掐 5 次。

主治：腹胀，疳积，消化不良等。

临床应用：①消化不良、疳积可与补脾经，揉中脘等合用。②掐四横纹与推四横纹有同样效果。③也可选用毫针或三棱针点刺四横纹出血（液），效果也很好。

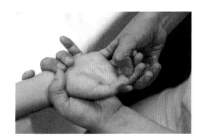

按摩四横纹

9. 板门（面状穴位）

位置：手掌大鱼际平面。

操作：指揉，称揉板门。用推法自指根推向腕横纹，或从板门穴推向横纹处，称推板门。

次数：100~300 次。

主治：食积，腹胀，食欲不振，呕吐，腹泻，嗳气等。

临床应用：①健脾和胃可与补脾经，揉中脘，揉脾俞等合用。②板门推向腕横纹能止泻，腕横纹推向板门能止呕。

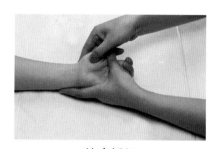

按摩板门

10. 内劳宫

位置：掌心中，屈指时中指、无名指之间中点。

操作：指揉，称揉内劳宫。

次数：100~300 次。

主治：发热，烦渴，目疮，齿龈糜烂，虚烦内热等。

临床应用：清热除烦可与清心经，清天河水等合用。

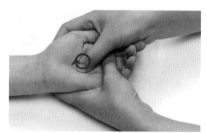

按摩内劳宫

11. 内八卦

位置：手掌面，以掌心为圆心，从圆心至中指根横纹约 2/3 处为半径作圆。

操作：运法，称运内八卦。

次数：100~300 次。

主治：咳嗽痰喘，胸闷纳呆，腹胀呕吐等。

临床应用：宽胸利膈、理气化痰、行滞消食可与推脾经，推肺经，揉中脘，按揉足三里等合用。

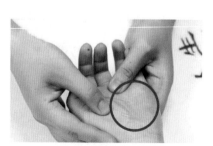

按摩内八卦

12. 小天心

位置：掌根、大、小鱼际交接处凹陷中。

操作：中指揉，称揉小天心，用指甲掐，称掐小天心。用中指捣，称捣小天心。

次数：揉 100~300 次，掐、捣 5~20 次。

主治：惊风，抽搐，烦躁不安，夜啼，小便赤涩，目赤痛，疹痘欲出不透。

临床应用：①清热、利尿、明目可与清心经，清小肠，清天河水等合用。②镇惊安神可与清肝经，按揉百会，掐人中，掐老龙等合用。

13. 运水入土、运土入水（弧线状穴位）

位置：掌侧，大指根至小指根，沿手掌边缘呈一弧线状。

操作：自拇指根沿手掌边缘，经小天心推运至小指根，称运土入水。反方向自小指根沿手掌边缘，经小天心推运至拇指根，称运水入土。

次数：100~300 次。

主治：小便赤涩，腹胀，腹泻，食欲不振，便秘等。

临床应用：①运土入水能清脾胃湿热，利尿止泻，可与退下六腑合用。②运水入土能健脾助运，润燥通便，可与推上三关合用。

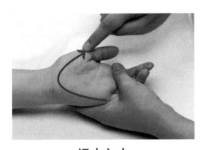 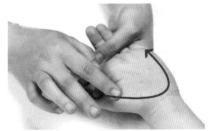

运水入土　　　　　　　　　运土入水

14. 大横纹（手阴阳，线状穴位）

位置：掌侧腕横纹。桡侧纹头尽端称阳池，尺侧纹头尽端称阴池。

操作：两拇指自掌侧腕横纹中央（总筋）向两旁分推，称分推大横纹，又称分手阴阳。自两旁（阳池、阴池）向中央（总筋）合推，称合阴阳。

次数：30~50次。

主治：寒热往来，腹胀，腹泻，呕吐，食积，烦躁不安。

临床应用：①分手阴阳能平衡阴阳，调和气血，行滞食消，可与抹腹，推脾经等合用。实热证阴池宜重分，虚寒证阳池宜重分。②合阴阳能行痰散结，可与清天河水等合用。③揉总筋、分手阴阳是小儿按摩手部操作的常例手法。

15. 二扇门

位置：手背部中指掌指关节两侧凹陷处。

操作：食指、中指按揉，称揉二扇门。拇指甲掐，称掐二扇门。

次数：揉100~300次，掐3~5次。

主治：身热无汗。

临床应用：①揉、掐二扇门能发汗透表，退热平喘，是发汗效穴。②若遇患儿高热无汗，按揉1~2分钟，即可见汗出。③对平素体虚外感的患儿可先补脾经、补肾经等固表，而后再用揉、掐二扇门使之发汗。

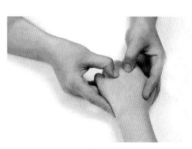

按摩二扇门

16. 二人上马

位置：手背部无名指与小指掌指关节之间。

操作：拇指端揉，称揉二人上马。拇指甲掐，称掐二人上马。

次数：揉100~500次，掐3~5次。

主治：虚热喘咳，小便赤涩淋沥。

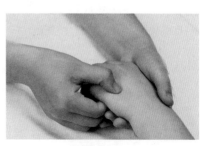

按摩二人上马

临床应用：①本法为滋阴补肾的要法，可与揉肺俞、补肾经等合用。②对肺部感染后干性啰音久不消失者，可与推小横纹（掌侧，食指、中指、环指、小指掌指关节横纹处，由拇指侧直推至小指侧）合用。

17. 外劳宫

　　位置：手背部，与内劳宫相对。

　　操作：用指揉法，称揉外劳。用指甲掐，称掐外劳宫。

　　次数：揉 100~300 次，掐 3~5 次。

　　主治：风寒感冒，腹痛腹泻，脱肛，遗尿等。

　　临床应用：①本穴性温，为温阳散寒，升阳举陷佳穴，兼能发汗解表。②脱肛、遗尿等证可与补脾经，补肾经，推三关，揉丹田等合用。

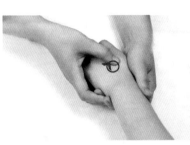

按摩外劳宫

18. 三关（线状穴位）

　　位置：前臂桡侧，阳池至曲池成一直线。

　　操作：用拇指桡侧面或食、中指面自腕推向肘，称推三关，或称推上三关。屈患儿拇指，自拇指桡侧推向肘，称大推三关。

　　次数：推 100~300 次。

　　主治：气血虚弱，病后体弱，阳虚肢冷，腹痛，腹泻，疹出不透，感冒风寒等一切虚、寒病证。

　　临床应用：①推三关性温热，能益气行血，温阳散寒，发汗解表，主治一切虚寒病证，可与补脾经，补肾经，揉丹田，抹腹，捏脊等合用。②感冒风寒，怕冷无汗或疹出不透等证可与清肺经，掐、揉二扇门等合用。

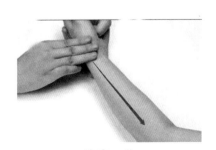

按摩三关

19. 六腑（线状穴位）

位置：前臂尺侧，阴池至少海成一直线。

操作：用拇指或食指、中指面自肘推向腕部，称推六腑、退六腑或退下六腑。

次数：推 100~300 次。

主治：高热，烦渴，惊风，咽痛，木舌，腮腺炎，大便秘结等。

临床应用：①退六腑性寒凉，可用于一切实热病证，可与清肺经，清心经，清肝经，推脊等穴合用。②本法与推三关为大凉大热之法，可单用，亦可合用。若患儿气虚体弱，畏寒怕冷，可单用推三关；如高热烦渴，可单用退六腑。而两穴合用能平衡阴阳，防止大凉大热，伤其正气。如寒热夹杂，以热为主，则可以退六腑与推三关按退 3 推 1 循环；若以寒为重，则可以推三关与退六腑按推 3 退 1 循环。

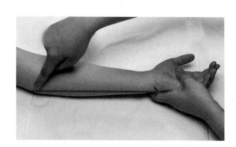

按摩六腑

20. 清天河水（线状穴位）

位置：前臂正中，总筋至洪池（曲泽）成一直线。

操作：用食指、中指指腹自腕推向肘部，称推天河水，或称清天河水。用食指、中指沾水自总筋处一起一落弹打如弹琴状，直至洪池，同时一面用口吹气随之，称打马过天河。

次数：推 100~300 次。

主治：外感发热，潮热，内热等一切热证。

临床应用：①清天河水性微凉，较平和，能清热解表，泻火除烦，可用于一切热证。外感发热可与清肺经，推攒竹，推坎宫，揉

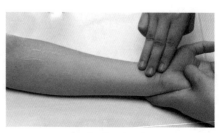

按摩清天河水

太阳等合用。内热可与清心经，清肝经，揉涌泉等合用。②打马过天河清热之力大于清天河水，多用于实热、高热等证。

21. 膊阳池

位置：位于手背，一窝风上 3 寸的凹陷中。

操作：掐揉之。

次数：揉 3 掐 1，操作 3 分钟。

主治：各种感冒，头痛，头晕，身痛，无汗，咳喘，惊风，癫痫等。

临床应用：①降逆，疏风解表，通降二便，止头痛。用于大便秘结，或热结旁流，或食积、虫积、气聚等致大便不畅，以及小便赤涩、短少等。②大便秘结可与清肺经，退六腑，推下七节骨合用。③小便赤涩可与清小肠，揉小天心，清天河水合用。头痛、感冒、发热可与天门、推坎宫、运太阳合用。

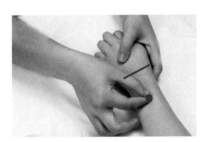

按摩膊阳池

22. 肾顶

位置：小指顶端。

操作：以中指或拇指指腹按揉，或推，或掐。

次数：揉 1~3 分钟，推 1 分钟，再掐 10 次。

主治：解颅，五迟，五软，自汗，盗汗等。

临床应用：①按摩肾顶补肾壮骨，收敛元气，固表止汗。②盗汗可与揉小天心，补肾经，揉二马合用。③自汗、水疝等证可与补脾经，推三关合用。

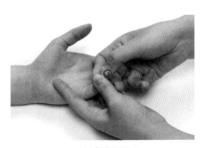

按摩肾顶

23. 肾纹

位置：小指掌面第二指间关节横纹。

操作：揉 3 掐 1，操作 1 分钟。

主治：火热上攻之目疾，如目赤肿痛、流泪、眵多、畏光、头痛等；亦治胃火上攻之鹅口疮、口疮、高热手足凉、烦躁、便秘等。

临床应用：①掐、揉肾纹清热明目，散瘀，引内热外行。②口疮可与揉小天心，揉总筋，清天河水合用。③眼疾高热可与揉小天心，补肾经，揉总筋，大清天河水合用。④疹痘不出或欲出不透可与揉小天心，补脾经，推三关合用。

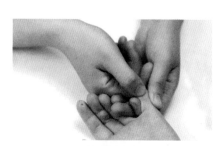

按摩肾纹

24. 胃经

位置：在掌面，拇指第一掌骨桡侧缘，赤白肉际间，自拇指根横纹至腕横纹成一直线。

操作：拇指指腹置于第一掌骨桡侧缘，从上至下推之，称清胃经。

次数：操作 1~5 分钟。

主治：胃热所致之牙痛、口臭、口疮、消谷善饥等；或治胃气上逆之证，如呕吐、嗳气、呃逆；亦可治腑气不通之大便秘结、腹胀、胃脘疼痛等。

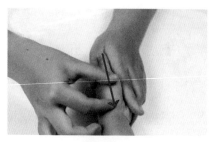

按摩胃经

临床应用：清胃经清胃热，降逆，通腑。

25. 五指节

位置：掌背五指第一指间关节横纹处。

操作：可依次掐五指节，3~5 遍；或先掐后揉；亦可各指捻 3 掐 1，操作 3~5 遍。

次数：操作 3~5 遍。

主治：小儿惊风，抽搐，惊惕不安，夜啼，睡卧不安，健忘，汗多，痰喘，指间关节屈伸不利等。

临床应用：①掐、揉五指节安神，定惊，化痰，通窍。②惊风、惊惕不安夜啼可与揉小天心，分阴阳，补肾经，揉二人上马，掐十宣，掐老龙合用。③胸闷、痰喘、咳嗽可与清脾经，逆运内八卦，推、揉膻中，揉肺俞合用。

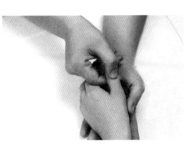

按摩五指节

26. 威灵

位置：掌背第二、三掌骨中央之凹陷处。

操作：揉 3 掐 1。

次数：操作 1 分钟。

主治：高热神昏，急惊暴死，昏迷不醒，头痛，疳积，干呕气吼，痰喘。

临床应用：掐、揉威灵镇惊止抽，开窍醒神，行气散结，化痰消癥，可与人中、十宣、仆参合用。

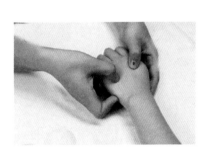

按摩威灵

27. 精宁

位置：掌背第四、五掌骨中央之凹陷处。

操作：揉 3 掐 1。

次数：操作 1 分钟。

主治：高热神昏，急惊暴死，昏迷不醒，头痛，疳积，干呕，气吼，痰喘。

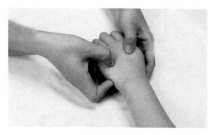

按摩精宁

临床应用：①掐、揉精宁镇惊止抽，开窍醒神，行气散结，化痰消癥。为急救要穴，常与威灵合用称"掐精威"。②眼内胬肉可与揉小天心，揉肾纹合用，消积散郁。③体虚患儿慎用精宁，以防克消太甚，元气受损，如必须用时，应与补肾经，补脾经，推三关捏脊等补益法合用。

28.外八卦

位置：位于手背，与内八卦相对的圆形穴位。

操作：运法，操作 1~3 分钟。操作时应盖住或轻运离宫。

主治：胸闷，气急腹胀，大便秘结等气滞气结之证。

临床应用：①掐、揉外八卦宽胸理气，行气活血，通滞散结。②腹胀可与清四横纹合用，行气消滞，促进肠蠕动。

29.一窝风

位置：位于手背，腕横纹中央之凹陷中。

操作：掐、揉之。一手拇指指腹按一窝风，食指或中指指腹按总筋（或小天心），另一手摇其腕关节，称摇一窝风。

次数：掐 3~5 次，揉 100~300 次，再顺时针与逆时针各摇 50 圈。

主治：腹痛，感冒，咳嗽，呕吐，寒疝，四肢逆冷，急惊风，慢惊风等。

临床应用：①揉一窝风温经散寒，宣通表里，温中行气，活血止痛，利关节。②其为温法代表，温通力强。③感冒可与揉小天心，清

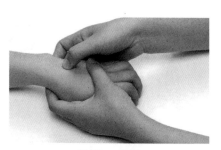

按摩一窝风

板门，补肾经，清天河水合用。④脾胃虚寒所致的腹痛，食欲下降，痹痛，关节痛可与补脾经合用。

五、下肢部穴位

箕门（线状穴位）

位置：大腿内侧，膝盖上缘至腹股沟呈一直线。

操作：以食指、中指自膝盖上缘向腹股沟部作直推，称推箕门。

次数：推 100~300 次。

主治：小便赤涩不利，尿闭，水泻等。

临床应用：①箕门穴性平和，有较好的利尿作用。②尿潴留可与揉丹田，按揉三阴交等合用。③小便赤涩不利可与清小肠合用。

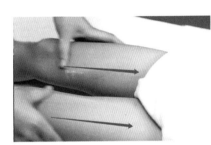

图 2-43　按摩箕门

第三节　小儿常见病按摩治疗

MANXINGBIYAN

慢性鼻炎

慢性鼻炎，传统医学中称"鼻窒"。鼻窒是一种以长期鼻塞不通、流涕不止为特征的鼻病，其鼻塞具有交替性、间歇性和持续性，为鼻黏膜和黏膜下组织发炎，其病理过程符合炎症一般规律，即局部黏膜充血、水肿，或肥厚、萎缩。

小儿鼻炎发病率超过12%，常可诱发鼻窦炎、咽炎、扁桃体炎、中耳炎、腺样体肥大等，近40%的鼻炎患儿存在咳嗽和哮喘，甚至影响小儿记忆、智力、性情和学习。

◎ **病因病机**

邪正相搏，肺气不宣是本病的基本病机。

◎ **临床表现**

（1）部分患儿有过敏史或家族史。

（2）本病发作时主要表现为鼻痒、喷嚏频频、清涕如水、鼻塞，具有突然发作和反复发作的特点。

（3）在发作期鼻黏膜多为灰白或淡蓝色，亦可因充血而色红，鼻甲肿大，鼻道有较多水样分泌物。在间歇期以上特征不明显。

（4）肺气虚寒者兼有畏风怕冷，自汗，气短懒言，语声低怯，面色苍白，舌质淡，舌苔薄白，脉虚弱。肺气虚寒者兼有面色萎黄无华，消瘦，食少纳呆，腹胀便溏，四肢倦怠乏力，少气懒言，舌淡胖，边有齿痕，苔薄白，脉弱。肾阳不足者兼有面色苍白，形寒肢冷，腰膝酸软，神疲倦怠，小便清长，舌质淡，苔白，脉沉细。肺经伏热者兼有常在闷热天气发作，或见咳嗽咽痒，口干烦热，舌质红，苔白或黄，脉数。

◎ **治　疗**

宣肺通窍为本病基本治法。肺气虚寒者给予温肺散寒，脾气虚弱者给予益气健脾，肾阳不足者给予温补肾阳，肺经伏热者给予清宣肺气。

1. 基本方

（1）头面四大手法：开天门、推坎宫、揉太阳、揉风池各 24 次。

（2）清补肺经、脾经各 100~300 次；掐揉二扇门 1~3 分钟；揉外劳宫 1~3 分钟；推上三关 100 次。

（3）擦肺俞。两拇指按揉肺俞 1~2 分钟，后以两小鱼际纵向擦之，透热为度。

（4）捏脊并拿肩井。常规捏脊 3~5 遍后，最后 1 遍从龟尾捏至大椎时，就势提、拿肩井 1 次。

2.辨证手法

（1）肺气虚寒：补肺经、推上三关和鼻局部操作。加抹囟门（或百会）1~2 分钟，横擦前胸，以掌或小鱼际横擦令热，振、揉膻中 1~3 分钟。

（2）脾气虚弱：补脾经、推上三关和鼻局部操作。加抹中脘 3 分钟，揉板门 2 分钟，运内八卦 1 分钟，运水入土 1 分钟，揉、按足三里 3 分钟。

（3）肾阳不足：补脾经和鼻局部操作。加补肾经、揉肾顶各 3 分钟，横擦腰骶部令热，抹、运、振、揉丹田和神阙，透热为度。

（4）肺经伏热：清肺经和鼻局部操作。加拿风池并颈夹脊 3 分钟，捏挤大椎与推天柱骨 10 次，清天河水 100 次。

> **注意事项**
>
> （1）保持环境清洁卫生，避免或减少粉尘、花粉等刺激。
> （2）有过敏史患者，因避免接触或进食易引起机体过敏反应之物，如鱼虾、海鲜、羽毛、兽毛、蚕丝等。

XIANYANGTIFEIDA

腺样体肥大

因腺样体增生肥大而引起相应症状者称为腺样体肥大，本病在儿童并不少见。

◎病因病机

痰气交阻、痰热互结、咽喉不利为腺样体肥大的基本病机。腺样体肥大多因腺样体直接受到不良空气和温差过大刺激，以及邻近的鼻腔、鼻窦、扁桃体等炎症波及而产生。

◎临床表现

（1）典型症状为鼻部长期鼻塞、流涕和闭塞性鼻音（声嗡）三联征，耳闷胀，耳鸣，听力下降，入睡时鼾声，张口呼吸，睡眠不安，可伴有阵咳及呼吸困难。

（2）特征性腺样体面容。颌骨变长，腭骨高拱，牙列不齐，上切牙突出，唇厚，缺乏表情，因长期张口呼吸，影响面骨和面肌发育等。

（3）鼻咽纤维镜在鼻咽顶部和后壁间见到纵行裂隙分叶状如橘瓣样的腺样体，堵塞后鼻孔 2/3 以上。

◎治　疗

以化痰、理气、活血化瘀、清解热毒和增强体质为基本治法。

基本方

（1）头面四大手法：开天门、推坎宫、揉太阳、掐揉耳背高骨各 24 次。

（2）清、补肺经各 100~300 次。

（3）揉鼻通、迎香各 1~3 分钟。

（4）叩前额 1 分钟。

（5）双风灌耳。抱患儿同向坐于腿上，双掌快速从外向内密闭患儿后突然放开，反复操作 10 次左右。

（6）擦肺俞。两拇指按揉肺俞 1~2 分钟后，两小鱼际纵向擦之，透热为度。

注意事项

（1）加强锻炼，增强体质，防止感冒。该病疗程较长，需耐心坚持治疗。

（2）加强呼吸训练，每息可适当延长呼气和吸气时间，睡觉时适当垫高枕头。

咳 嗽

KESOU

咳嗽是小儿肺系疾病的主要症状之一。有声无痰为咳，有痰无声为嗽，有声有痰谓咳嗽。咳嗽一证，一年四季均可发病，而以冬春季节多见。不论外邪袭肺或其他脏腑病变累及肺脏，均可引起。

◎病因病机

（1）外邪犯肺：肺为娇脏，外合皮毛，小儿形气未充，肌肤柔弱，卫外不固，外邪侵袭，首当犯肺。若风寒或风热之邪外侵，邪客肌表，肺气郁闭不宣，肺失清附；或燥邪外袭，伤津灼肺，痰涎黏结，阻塞气道，肺气上逆，均可引起咳嗽。

（2）内伤咳嗽：平素体弱或久病不愈，耗伤肺阴，肺失清润，肺气上迎；或饮食不当，损伤脾胃，致脾胃虚寒，脾失健运，痰湿内生，上渍于肺，肺失宣降而出现咳嗽。

◎临床表现

（1）以有咳声或伴咳痰为主要临床表现。

（2）常发生于感冒后。

（3）辨别外感、内伤。

外感咳嗽多起病急、病程短，咳声粗且高，常伴恶寒、发热、鼻塞、流涕等表证。风寒咳嗽兼见，痰白质稀，鼻流清涕，苔薄白，脉浮紧，指纹淡红。风热咳嗽兼见，痰黄质稠，咽喉疼痛，鼻流浊涕，舌红，苔薄黄，脉浮数，指纹鲜红或紫红。内伤咳嗽多起病缓，病程较长，咳声低弱，常伴其他脏腑功能失调的证候，而无表证。痰湿咳嗽兼见痰多、色白、质稀，胸闷纳呆，神倦乏力，舌淡，苔白腻，脉滑。气虚咳嗽兼见咳而无力，痰白质稀，气短懒言，语声低微，畏寒多汗，舌淡嫩，脉细少力。

（4）辨寒热、虚实。一般外感咳嗽多属实证；内伤咳嗽多属虚证或虚中夹实；咳嗽痰黄，质稠，舌红苔黄或花剥，多属热证；咳嗽痰白、质稀，舌淡红，苔白腻或薄白，多属寒证。

◎治 疗

咳嗽的治疗原则以宣降肺气为主。外感咳嗽者，佐以疏风解表；内伤咳嗽者，佐以燥湿化痰，或养阴润肺等法。

1. 基本方

（1）头面四大手法：开天门、推坎宫、揉太阳、揉风池各 24 次。

（2）清肺经 100~300 次。

（3）运内八卦 1~3 分钟。

（4）擦肺俞。两拇指按揉肺俞 1~2 分钟，后以两小鱼际纵向擦之，透热为度。

2. 辨证手法

（1）外感咳嗽：①风寒咳嗽的基本方重点为清肺经，擦肺俞，加推、揉膻中，分推肩胛骨，揉乳旁、乳根各 1 分钟。②风热咳嗽的基本方重点为清肺经，擦肺俞，加清天河水 100 次，按揉天突各 1 分钟。

（2）内伤咳嗽：①痰湿咳嗽的基本方重点为擦肺俞，运内八卦，加补脾经，补肺经各 100~300 次，揉脾俞、抹中脘各 1 分钟。②气虚咳嗽的基本方重点为补肺经，擦肺俞，加补肾经、补脾经各 100~300 次。

注意事项

（1）注意气候变化，注意保暖，防止外邪侵袭。

（2）少食辛辣香燥及肥甘厚味，以防燥伤肺阴。

（3）外邪未解之前，忌食油腻荤腥；咳嗽未愈之前，忌食过咸过酸食物。

（4）避免刺激咽喉部的食物及其他因素，如烟尘刺激、喊叫、哭闹等。

（5）病后适当休息，多喝水，饮食宜清淡。

XIEXIE

泄泻

泄泻是以大便次数增多，粪质稀薄或如水样为特征的一种小儿常见病。2岁内小儿多见，一年四季均可发生，但以夏、秋季节为多。泄泻即现代医学之"腹泻"，见于多种消化系统病症。参考明清时期小儿按摩文献，以推大肠为主要治疗手法。

◎病因病机

泄泻的基本病机是小肠不能分清别浊，或大肠传导失常。泄泻是清浊不分，合污而下，病本在小肠，但与大肠传导密切相关。

◎临床表现

（1）大便次数增多，每日超过3~5次。但质多不成形，甚或水样。可伴有恶心、呕吐、腹痛、发热、口渴等证。可有乳食不节、不洁或感受时邪的病史。

（2）严重泄泻时，见小便短小，体温升高，神萎，皮肤干瘪，囟门凹陷，目珠下陷，啼哭无泪。口唇樱红，呼吸深长等，提示气液将亡。

（3）大便镜检可有脂肪球、白细胞、红细胞等。血培养可有相关病原菌，或分离出轮状病毒等。

（4）实泻者兼见有伤食史，泻下大便酸臭如败卵；或与情绪有关，泻后得舒，兼腹部胀满，口臭纳呆，恶心呕吐，苔厚腻，脉滑，指纹滞。虚泻者兼见久泻不止，反复发作，饮食气候稍不慎即泻，泻下清冷，或呈水样，或完谷不化，神疲纳呆，面色少华，小腹不温，舌质淡，苔薄，脉弱无力，指纹淡。热泻者兼见暴注下迫，泻下臭秽，或脓血，或里急后重，血象高，大便查见白细胞，伴发热，腹痛，面红目赤，烦渴，舌红，苔黄腻，脉滑，指纹紫滞。

◎治　疗

分清别浊为泄泻的基本治法。分清别浊在小肠，升清降浊在脾胃。故治疗重点在于调节小肠、大肠和脾胃。

1. 基本方

（1）止泻四法：龟尾可点、可揉、可振；七节骨可推、可掌揉、可叩击、可振，擦之令局部潮红；以肚脐为圆心，以肚脐至剑突下距离的 2/3 为半径，沿此轨迹顺时针与逆时针交替抹腹；肚脐可抹、揉、点、振、捏挤，共 15 分钟。

（2）清小肠 100~300 次。

（3）推大肠经。根据病情选择下推、上推或来回推 100~300 次。

2. 辨证手法

（1）实泻的基本方重点为用泻法，加抱肚法。抱患儿同向坐于双腿，双掌重叠，置于脐下，持续加压向后用力，同时配合挺腹，前后夹击小腹，至最大限度，保持该力度并振 30 秒，顺运内八卦 3 分钟，揉板门 3 分钟，搓、抹胁肋 10 遍，清肝经 300 次。

（2）虚泻的基本方重点为用补法，加推上三关、补脾经、补肾经各 100 次，捏脊 7 遍，横擦小腹令热。

（3）热泻的基本方重点为用泻法，加抱肚法，退六腑，清天河水各100次，推箕门令热。

> **注意事项**
>
> （1）急性泄泻，除按摩外，应配合液体疗法，以防气阴耗损而致阴竭阳脱危症。必要时应中西医结合治疗。
>
> （2）实证、热证不能见泻止泻，应以祛邪、化积、顺气、清热为务，以绝闭门留寇。用泻法可能暂时增加大便次数。
>
> （3）泄泻期间，适当控制饮食，吃易消化和清淡食物，忌油腻。

BIANMI

便 秘

便秘是指大便艰涩难通和两次大便间隔时间延长的一种病证。艰涩难通指排解困难，间隔时间延长指大便次数比平时减少。

◎病因病机

便秘的基本病机是腑气不通，患儿便秘，则糟粕没有排出。此时，肠腑不通，气不下行，粪块结聚，艰涩难解。导致腑气不通的原因大致可以分为虚证和实证两大类。虚证主要有中气不足和肺气耗散，均属动力不足，无力传导与推动糟粕下行；实证多因胃肠积热，热盛灼伤津液，津枯肠燥，大便干涩，甚则如羊粪。肝胆不舒，气机逆乱，腑气因而上逆或阻滞，也是便秘原因之一。

◎临床表现

（1）大便次数少，每周排便少于2次；或大便次数正常但排便困难，粪质干燥、坚硬；或小儿排便时哭闹，或虚坐努责。

（2）左下腹常可扪及包块，包块于排便后消失。

（3）常伴有腹胀、腹痛、肛裂、便血等症状。

（4）实秘者兼见腹胀拒按，烦躁不安，啼闹，矢气臭秽，伴口干、口臭、口舌生疮，面赤身热，小便短黄，舌质红，苔燥，脉洪，指纹紫滞。虚秘者兼见便质不干，但努责难下，面唇、爪甲无华，神疲懒言，啼声低微，舌淡苔白，脉细，指纹淡。

◎治　疗

健脾调中，理气通腑为便秘的基本治法。

1. 基本方

（1）清大肠 300 次。

（2）退六腑 100 次。

（3）揉膊阳池 1 分钟。

（4）运水入土和运土入水 3 分钟。

（5）腹部操作。顺时针抹腹 3 分钟，揉全腹 3 分钟，挪腹 3 遍，抱肚法 3~5 分钟。

（6）推下七节骨，以局部潮红为度。

2. 辨证手法

（1）实秘的基本方重点为退六腑，推下七节骨，清大肠。加清脾经，清胃经，清天河水各 100 次，捏、挤板门 10 次，揉内劳宫 1 分钟。

（2）虚秘的基本方重点为推下七节骨，运水入土和运土入水。加补脾经，补肺经，补肾经各 300 次，揉足三里 3 分钟，捏脊 9 遍。

注意事项

（1）治疗大便秘结，总以腑气通畅为效。临床常常根据按摩时是否有矢气产生，肠中是否鸣响，腹部软硬和有无便意等判断腑气是否畅通。

（2）应合理添加辅食，多种食物是胃肠发育的必要条件。要随年龄增加逐步添加果汁、果泥、菜泥、谷类等，以刺激胃肠蠕动。营养不良患儿要注意补充营养，增加其摄入量，可多食用银耳、藕粉等可溶性纤维素食。

（3）排便是条件反射性运动，小儿经过训练能养成按时排便习惯，有利于从根本上治疗便秘。

（4）腹内压对排便至关重要，腹肌肌力为排便的动力之一。平常应加强腹压和腹部肌力训练。可用米袋置于患儿腹部，嘱其深呼吸，亦可练习仰卧起坐等。

YANSHI

厌　食

厌食指小儿较长时间不欲进食或厌恶进食。1~6岁小儿多见，病程较长，很难确定具体发病日期。由于厌食，营养摄入不足，常影响患儿正常的生长发育，也降低了防病能力，使之易患其他病证。现代医学诊断为小儿消化不良、慢性胃炎、肠炎等的，并且以食欲不振为主诉的患儿可参考本病。

◎病因病机

厌食的基本病机有虚有实。虚为脾虚失运，无力运化。实为中焦积滞，胃肠缺少空间受纳食物。临床多虚实互见，以实为主。虚证多因素体脾虚，或喂养不当，如乳食品种调配、变更失宜，或乱投饮食、补品，或过用寒凉，或因小儿神气怯弱，猝受惊恐，致脾气受损。实证或为积食，或为宿粪，或为痰饮，或因肝气不畅，或胃肠气体太多、气压过高，均致冒肠空间相对或绝对减小，影响受纳而厌食。

◎临床表现

（1）长期不思进食，厌恶摄食，食量显著少于同龄正常儿童。

（2）可有嗳气、泛恶、口臭、大便不调等症状。但一般精神尚好，活动如常。

（3）排除其他引起厌食的疾病。

◎治 疗

1. 基本方

法一

（1）补脾经 1~2 分钟。

（2）点、揉足三里 1~2 分钟。

（3）捏脊 3~6 遍。

法二

（1）掐揉四横纹。先横向推四横纹 1 分钟；再纵向推每一横纹令热；继而从食指纹路起依次至小指每指揉 3 掐 1，为 1 遍，共 5 遍。

（2）运板门揉 3 掐 1，为 1 遍，约 10 遍；挤 10 次，来回推之令热。

（3）运内八卦 1~2 分钟。

（4）清胃经、清大肠各 1~2 分钟。

（5）脘腹部操作。加抱肚法 3~5 遍。

2. 辨证手法

（1）食滞胃脘：加掐揉小横纹 5~10 遍，向下振中脘 1 分钟，点脾俞、胃俞各 10 次，揉天枢 1 分钟。

（2）脾胃气虚：加揉脾俞、胃俞各 1 分钟，推上三关，揉外劳宫，揉关元各 1 分钟，抹、揉、振、按神阙共 3 分钟，推上七节骨令热。

（3）胃阴不足：加揉内劳宫，清天河水，揉二马各 1~2 分钟，分手阴阳 1 分钟，推下七节骨令热，掐承浆与廉泉 10 次。

（4）肝气犯胃：重点分推腹阴阳，揉、抹腹，加清肝经 1~2 分钟，搓、抹肋 5~10 遍，下推膻中 1~2 分钟，横擦肝俞令热。

◎ 注意事项

（1）掌握正确的喂养方法。根据不同年龄段，给予营养丰富、易于消化、品种多样的食物。

（2）纠正不良饮食习惯。做到"乳贵有时，食贵有节"，不偏食，不挑食，不强迫进食，饮食定时适量，少食肥甘，多食蔬菜瓜果及粗粮。遵照"胃以喜为补"的原则，先从小儿喜欢的食物着手诱导开胃，待其食欲增进后，再逐步按营养需要给予食物。

（3）培育小儿健康饮食习惯。

第四节　现代小儿常见病就医指导

性早熟

性早熟是小儿常见的内分泌疾病之一。女孩在 8 岁之前、男孩在 9 岁之前出现性发育征象即为性早熟。按发病机制和临床表现分为中枢性（促性腺激素释放激素依赖性，真性）性早熟和外周性（非促性腺激素释放激素依赖性，假性）性早熟，以中枢性性早熟最常见。性早熟可影响最终身高，导致心理问题。

不完全性（部分性）性早熟是中枢性性早熟的特殊类型，为孤立的性发育表现，不伴有其他性征的发育，包括单纯性乳房早发育、单纯性阴毛早现和单纯性早初潮。最常见的类型为女孩单纯性乳房早发育。

建议就医检查：基础性激素测定、促性腺激素释放激素刺激、骨龄测定、超声检查、CT 或磁共振成像（MRI）等检查。

矮小症

矮小症是指在相似生活环境下，同种族、同性别和年龄的个体身高低于正常人群平均身高 2 个标准差者，或低于第 3 百分位数者。

《中国矮身材诊治指南》指出，矮小症的最佳治疗年龄是 5 岁至青春期早期。一旦错过最佳的干预时机，可能造成终身残障，不仅对孩子造成严重心理损害，而且会增加成年后慢性疾病发病率及女性的生育风险。

建议就医检查：血常规、尿常规、肝功能、肾功能检测，左腕关节正位 X 线检查，头颅 CT 或核磁检查，甲状腺激素检测，双侧肾上腺超声或 CT 检查，生长激素检测和激发实验，染色体核型分析等。

抽动秽语综合征

抽动秽语综合征又称多发性抽动症，是以不自主地、反复快速地一个或多个部位运动抽动和 / 或发声抽动为主的一种慢性神经精神障碍性疾病。男女发病率的比例为 3：1 和 4：1，5~10 岁儿童最多见，少数至青春期自行缓解，部分延至成人。

抽动秽语综合征的特征是不自主、突发、快速反复的肌肉抽动，在抽动的同时常伴有爆发性、不自主的异常发声。抽动多从面、颈开始，逐渐发展到颈肩部，最后波及躯干及四肢。抽动部位和形式差异大，如眨眼、斜视、撅嘴、摇头、耸肩、缩颈、伸臂、甩臂、挺胸、弯腰、扭动肢体等。发声表现为喉鸣音、吼叫声，甚则逐渐转变为刻板咒骂和污秽词语。波动性为本病的另一特征，表现为病程长，症状时轻时重。抽动部位、频率及强度也随时变化。在紧张、焦虑、疲劳、不寐时加重，放松、愉悦时减轻。患儿智力一般正常，也可能出现注意力不集中、学习困难等。

建议就医检查：头颅磁共振、脑血流显像和脑电图等。

注意力缺陷综合征

本病又称"注意缺陷多动障碍""儿童多动综合征""多动症"，是儿童时期以注意力不集中，活动过度，情绪不稳，冲动任性，自控力差，并伴有学习障碍，但智力正常或基本正常的一种行为障碍性疾病。多见于学龄期儿童，男孩多于女孩。发病机制至今未明，可能与遗传、环境因素、颅脑病变、产伤等有关。

建议就医检查："翻手试验""指鼻试验""对指试验"，并排除其他精神发育障碍性疾病。

【复习思考题】

（1）试述小儿按摩的注意事项。

（2）试述小儿鼻炎的病因病机及按摩基本方。

（3）试述小儿便秘的病因病机及按摩基本方。

（4）试述小儿穴位心经、脾经、肝经、肾经的位置及操作。

（5）试述小儿厌食的按摩疗法。

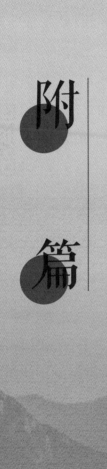

第一篇　常用自我保健按摩方法

一、眼保健操

眼为人体的视觉器官，眼病的引起一般与卫生习惯和学习环境有密切的联系，保健眼的正常功能是十分重要的，必须避免眼的过度疲劳，注意眼的适度休息。

扫一扫◎学课程

1. 揉攒竹

左右手拇指螺纹面，分别按左右眉内侧的凹陷处，轻揉攒竹。用力不宜过重，以酸胀为宜。

2. 按睛明

左手或右手的拇指、食指螺纹面，按目内眦角上方 1 分的凹陷中，先向下按，然后向上挤，一挤一按，重复进行，以酸胀为宜。

3. 按揉四白

左右手食指螺纹面，分别按在目下 1 寸处，持续按揉，以酸胀为宜。

4. 刮眼眶

左右手食指屈成弓状，以第二指节的内侧面紧贴上眼眶，自内而外，先上后下刮眼眶，重复进行，以酸胀为宜。

5. 揉太阳

左右手中指螺纹面，紧贴眉梢与外眼角中间向后的 1 寸凹陷处，按揉太阳，以酸胀为宜。

以上方法，每天早、晚各做 1 次，也可在视物过久、眼睛疲劳、视物不清或视力减退等时应用。

二、上肢保健操

◎肩部

1. 按揉肩内俞

一手拇指螺纹面，紧贴三角肌前侧缘肩内俞，持续按揉，以酸胀为宜。

2. 按肩髃

一手中指螺纹面，紧贴肩端前面的凹陷处（肩髃），用力持续按揉，以酸胀为宜。

3. 按肩井

一手中指螺纹面，持续用力按揉肩井，同时活动肩关节，以酸胀为宜。

4. 擦肩

一手掌心紧贴对侧肩部体表，上下擦动，以透热为宜。

◎肘部

1. 按揉肘关节周围

一手拇指螺纹面，在曲池、手三里、尺泽、曲泽等分别交替按揉，以酸胀为宜。

2. 弹拨少海、小海

一手中指螺纹面，在少海和小海持续弹拨，以酸、胀、麻放射至手指为宜。

3. 擦肘

一手掌心紧贴肘关节，以上下周围擦热为宜。

◎手部

1. 捻指

一手拇指、食指捏捻另一手指指节，自上而下，轮替进行。

2. 搓手掌

两手掌相对用力搓动，由慢而快，以手掌搓热为宜。

3. 擦手背

一手掌擦另一手背，由慢而快，擦热为宜，两手交换进行。

4. 双手抓空

两足分开，距离约肩宽，身体直立，两臂自身前抬起，沉肩，垂肘，腕略背屈，五指如握球状，十指同时做小幅度的屈伸运动。

以上方法，对上肢酸痛、手指麻木、肩关节活动受限、肩部怕冷等证均可选择和连贯起来应用。

三、下肢保健

1. 按揉大腿

两手掌根紧贴大腿，自上而下按揉，以酸胀为宜。

2. 按揉髌骨

下肢放松，一手拇指螺纹面及食指屈成弓状，拿捏或按揉髌骨。

3. 拿小腿

一手拇指、食指、中指指端捏拿腓肠肌，自上而下，用力柔和，以酸胀为宜。

4. 按揉足三里

一手拇指螺纹面紧贴足三里，用力按揉，以酸胀为宜。

5. 弹拨阳陵泉

一手拇指螺纹面紧贴腓骨小头下缘，用力推按，弹拨阳陵泉，以酸麻为宜。

6. 拍击下肢

两手掌心或掌根，紧贴下肢，相对用力，自上而下拍击，20 次左右。

7. 擦涌泉

一手小鱼际紧贴足心，快速、用力擦，至发热为止，两足交替进行。

8. 摇踝关节

正坐搁腿，一手抓踝上，一手抓脚，做旋转动作，20 次左右。

以上方法，对劳动后疲乏、下肢酸痛、小腿痉挛等证均有效。

四、腰部保健

1. 揉腰眼

两手握拳，用拇指指掌关节，紧按腰眼，做旋转用力按摩，以酸胀为宜。

2. 擦腰

两手掌根紧按腰部，用力上下擦动，动作要快速有劲，至发热为止。

3. 腰部活动

缓慢做前俯后仰及旋转动作。

以上方法，对腰部酸痛均可选用。

五、宽胸理气法

1. 按揉胸部

一手中指螺纹面沿锁骨下、肋骨间隙，由内向外、自上而下、适当用力按揉，以酸胀为宜。

2. 拿胸肌

一手拇指紧贴胸面，食指、中指紧贴腋下，相对用力提、拿，一呼一吸，一提一拿，慢慢由里向外松之，5 次左右。

3. 拍胸

一手虚掌，五指并拢，用掌拍击胸部（拍击时切勿屏气），10 次左右。

4. 擦胸

一手大鱼际紧贴胸部体表，往返用力擦，注意防止破皮，以发热为止。

以上方法，对岔气胸痛、胸闷、气机不畅、咳嗽、气喘等证均有效。

六、健胃法

1. 揉中脘

一手大鱼际紧贴中脘，用力要柔和，顺时针方向旋转、揉动，2~5 分钟。

2. 揉腹

一手掌心贴脐部，另一手按手背，动作较快，用力要柔和，顺时针方向旋转、揉动，2~5 分钟。

3. 擦少腹

两手小鱼际紧贴肚旁（天枢上下），上下往返擦动，至发热为止。

以上方法，对胃脘不适、消化不良、大便秘结、腹痛腹泻、气机不利等均有效。

七、安神法

1. 抹额

两手食指屈成弓状，第二指节的内侧面，紧贴印堂，由眉间向前额两侧抹，20 次左右。

2. 抹颞

两手拇指螺纹面，紧按面侧鬓发处，由前向后往返用力抹，30 次左右，以酸胀为宜。

3. 按揉脑后

两手拇指螺纹面，紧按风池，用力旋转按揉 30 次左右，以酸胀为宜。

4. 振耳

两手掌心紧按两耳，然后快速而有节律地鼓动，30 次左右。

5. 拍击头顶

人正坐，眼睛睁开前视，牙齿咬紧，用手掌心在囟门处有节律地拍击，10 次左右。

6. 搓手浴面

先将两手搓热，随后掌心紧贴前额，向下擦到下颌，连续 10 次左右。

7. 头顶热敷

失眠者可选用。

以上方法，对头晕、耳鸣、神经衰弱、失眠、头痛等均有效。

第二篇 《巢氏病源》强颈健骨法

根据隋代巢元方《诸病源候论》中的"宣导法"组编而成，共 7 节。

（1）预备势：立正姿势站立，脚跟靠拢，脚尖左右分开约 45°，呈外"八"字形，两腿并立；两手自然垂于体侧，沉肩、虚腋、含掌、舒指；头身正直，两眼平视前方，唇轻闭，舌尖轻舔上腭。时间以自然呼吸频率计，7 息或 14 息。微守下丹田，保持思想安静，松静自然。

（2）转颈顾盼：接前势，转颈向左，至两眼看到左肩时折回，并顺势右转，至两眼看到右肩时折回复正。如此左右顾盼，反复 7~14 次。继之，转颈向左，至两眼看到左肩时继续左转，极目反望身后远处的自然景观，如树木、花草、山水等；稍停片刻折回，并顺势右转，要求同左，如此回首反顾，反复 7~14 次。

（3）捉颏旋颈：接前势，右手移至腹前，掌心向内，沿任脉缓缓上提，至下颌下方时以虎口托住下颌；与此同时，左臂向左侧举至水平位置，掌心向上。右手稍稍用力上托，使颈椎背伸约 45°，接着右手左推，使颈椎左转，至两眼看到左掌时回拉，复正。此为 1 次，反复 7~14 次。最后一次复正后恢复预备姿势，左右手交换，做颈椎右转，要求同上。

（4）耸肩运颈：接前势，两肩上耸，颈椎分别做前屈、后伸、左侧屈、右侧屈动作，然后复正，两肩复原。此为 1 次，反复 7~14 次。

（5）托颏旋颈：接前势，右手移至腹前，掌心向内，沿任脉缓缓上提，至下颌下方时以虎口托住下颌；与此同时，左手变仰掌向后下方斜伸，五指自然分开。然后颈椎主动背伸约 45°，接着颈椎先右转、再左转，复正。此为 1 次，反复做 7~14 次。最后一次复正后恢复预备姿势，左右手交换，先做颈椎左转、再右转，要求同上。

（6）按揉风池：接前势，两掌自体侧上举，过头顶十指交叉，合于百会，顺势下移至后项，依次进行以下操作。两掌向前用力，颈项向后用力，如此争力 7~14 次；以前臂运动带动两掌，掌根部着力，撞击项部两侧 7~14 次；以两掌大小鱼际交替按揉风池，顺时针和逆时针方向各 7~14 次；松开交叉的十指，以左手拉住右掌根，两手协同用力，按压右风池 7~14 次，左右手交替，按压左风池 7~14 次。恢复预备姿势。

（7）搓腰揉肾：接前势，两掌后提，掌心向前，托按于腰骶部。以指腹着力，自长强开始沿督脉向上，边按边移；至极限位后改用掌根着力，沿膀胱经第一侧线边按边向下移动，至尾骶部。此为 1 次，反复 14~28 次，恢复预备姿势。

第三篇　他人保健按摩

一般由专业按摩师操作，多为套路化操作，以 45 分钟为一单元。以下举例介绍，可根据具体情况而有所变化。

1. 俯卧位

选择适宜姿势，前胸、踝关节各垫一个薄枕头。

（1）掌推腰背。线路为督脉、华佗夹脊、膀胱经。掌根着力，沿线路边按边推，五指协同做轻微的捏拿。每条线 3 遍。

（2）掌按肩髋。掌根着力，一掌按于肩胛骨上，另一掌按于对侧髂骨后方，同时用力按压，两侧交替，反复 3 遍。

（3）指压第三腰椎横突。拇指指腹着力，按压同侧第三腰椎横突，结合指揉和指拨法，0.5 分钟。

（4）指压腰眼。拇指指腹着力，按压同侧腰眼，结合指揉和指拨法，0.5 分钟。

（5）指压臀部。以髂嵴高点后下方 2 厘米处为中心，拇指指腹着力，按压同侧臀部，结合指揉和指拨法，0.5 分钟。

（6）揉腰臀部。沿同侧腰椎椎旁肌群至同侧臀部肌群操作，2 分钟。

（7）揉大腿后侧。沿大腿后侧膀胱经操作，反复 3 遍。

（8）揉大腿外侧。沿大腿外侧胆经操作，反复 3 遍。

（9）揉小腿后侧。沿小腿后侧膀胱经操作，反复 3 遍。

（10）指压委中。拇指指腹着力，按压同侧委中，结合指揉和指拨法，0.5 分钟。

（11）指压承山。拇指指腹着力，按压同侧承山，结合指揉和指拨法，0.5分钟。

（12）擦委中及小腿后侧。沿小腿后侧膀胱经操作，反复3遍。

（13）拿跟腱。以拇指和中指指腹着力，拿捏跟腱，重点是昆仑和太溪，结合指揉法，反复3遍。

（14）另一侧腰及下肢操作同（3）~（13）。

（15）擦背肩。线路为同侧胸椎椎旁肌群、肩胛冈上下肌群。先做一侧，再做另一侧，3分钟。

（16）指压胸背。拇指桡侧着力，另一手掌叠压其上，沿胸椎椎旁肌群按压，结合揉和拨法，反复3遍。

（17）指压肩井。拇指指腹着力，按压大椎、肩井及肩胛骨内上角，结合指揉和指拨法，3分钟。

（18）鱼际揉天宗。以大鱼际着力，同时按揉双侧天宗，0.5分钟。

（19）掌推腰背。线路为督脉、华佗夹脊、膀胱经。掌根着力，沿线路边按边推，五指协同做轻微的捏拿。每条线3遍。

指力不够时，可以用肘或前臂代之。

2.仰卧位

头颈和膝关节各垫一枕头。

（1）勾揉项背。线路为自第二胸椎棘突向上至枕骨粗隆，沿督脉、华佗夹脊及太阳经5条线。中指或食指环指协同着力，逐节勾揉，每个点10~20次，每条线3~5遍。

（2）拉摩项背。线路为自第二胸椎棘突向上至枕骨粗隆，沿督脉及太阳经3条线。四指指腹着力，边向上托，边向头部方向滑行，透热为度。

（3）勾揉风池、风府。中指或食指环指协同着力，每穴0.5分钟。

（4）轻抹前额。拇指指腹着力，自印堂同时向两侧分抹至太阳或头维，结合按揉穴位，点线结合，抹3揉10，反复3~5遍。

（5）轻抹眼眶。拇指指腹着力，沿上眼眶下缘和下眼眶上缘，自内向外分抹，结合按揉攒竹、鱼腰、承泣，点线结合，抹3揉10，反复3~5遍。

（6）推抹面颊。拇指指腹着力，沿面颊部阳明经循行路线，呈"V"字形推抹，结合按揉四白、地仓、颊车、听宫、头维，点线结合，抹3揉10，反复3~5遍。

（7）扫散法。拇指桡侧着力，在两颞部自前向后快速单向轻推，100~200次。

（8）拿五经。五指指腹分别对应督脉、太阳经、少阳经，自前额发际边拿边向头顶部滑移，10~20遍。

（9）拿手三阴与手三阳。指腹着力，两手协同，自肩部开始，沿手三阴与手三阳经边拿边向下滑移，10~20遍。

（10）拿揉曲池。拇指指腹按于曲池，其余四指协同用力，边拿边揉，0.5分钟。

（11）拿揉内关、外关。拇指与中指指腹分别按于内关与外关，协同用力，边拿边揉，0.5分钟。

（12）拿揉合谷。拇指指腹按于合谷，其余四指协同用力，边拿边揉，0.5分钟。

（13）捻拨十指。拇指指腹与食指桡侧相对用力，拿住指根部两侧，边捻边向指端滑行，每指3~5遍；继之捏住手指前后侧，先屈伸活动指间关节，然后突然用力牵拉手指1次，有时闻及"喀嗒"声，注意用力不宜过大过猛。

（14）掌搓上肢。手掌着力，自上而下搓揉上肢，3~5 遍。

（15）摇肩抖肩。托肘环摇肩关节，正反各 5~10 遍；继之，握住腕关节，边牵拉边抖肩关节，0.5 分钟。

（16）另一侧上肢操作同（9）~（15）。

（17）掌推前胸。全掌着力，分推前胸，1 分钟。

（18）揉摩任脉。中指指腹着力，自天突开始，沿任脉边揉摩边向下滑移，结合按揉天突、膻中，2 分钟。

（19）揉摩脘腹。全掌着力，以肚脐为中心，呈环形揉摩脘腹，结合按揉中脘、天枢、气海，3 分钟。

（20）掌振神阙。以劳宫对准神阙，施以掌振法，0.5 分钟。

（21）掌推下肢。线路为下肢内侧三阴经、前侧阳明经、外侧少阳经。掌根着力，自大腿根部向下推移，每条线 3~5 遍。

（22）拿揉血海、梁丘。以拇指和中指指腹分别对应梁丘和血海，边拿边揉，0.5 分钟。

（23）按揉阳陵泉、足三里、三阴交。拇指指腹着力，按揉阳陵泉、足三里、三阴交，各 0.5 分钟。

（24）屈膝摇髋。握踝扶膝，屈膝屈髋，环摇髋关节，正反各 5~10 遍。

（25）牵抖下肢。双手握住踝关节，边牵拉边左右抖动，0.5 分钟。

（26）另一侧下肢操作同（21）~（25）。

◎参考文献

1. 高士宗，于天星 . 黄帝素问直解 [M]. 北京：科学技术文献出版社，1980.

2. 段逸山，孙文钟 . 实用医古文 [M]. 上海：上海科学技术文献出版社，1993.

3. 张隐庵 . 黄帝内经灵枢集注 [M]. 太原：山西科学技术出版社，2012.

4. 严隽陶 . 推拿学 [M]. 2 版 . 北京：中国中医药出版社，2009.

5. 张伯臾 . 中医内科学 [M]. 5 版 . 上海：上海科学技术出版社，1985.

6. 俞大方 . 推拿学 [M]. 上海：上海科学技术出版社，1985.

鸣谢

《按摩疗法》，是一惠民之作。深入浅出，实用性强。学者可以按图求法，对病施按，进行自我保健。此书能够顺利出版，是以陈金雄教授为首的团队集思广益，精诚合作的结果。团队在两年多的时间里，不断打磨文稿，并克服疫情影响，召开线上、线下教材编辑会议，付出了大量的精力与汗水。在此过程中，也得到福建省科学技术协会、福建省科普作家协会和福州市老年大学相关老师的指导，福州市老年大学更是独资出版，给全体编委极大的鼓舞，是各业各界的人士在人力、财力、精神方面给予了无私支持，才有了这本书的诞生。在此，全体编委向为本书出版作出贡献的单位、领导和编辑致以真诚而深切的谢意！希望此书的出版，能够帮助老年朋友老有所为，安享幸福而安康的晚年！